LETTRES

SUR

L'ÉTAT PRÉSENT DE L'INOCULATION

EN FRANCE.

LETTRES

DE M. DE LA CONDAMINE
A M. LE D^R. MATY.

SUR

L'ÉTAT PRÉSENT DE L'INOCULATION
EN FRANCE:

Naturâ decimus, perit hâc millesimus arte.

Le prix est de vingt-quatre sols.

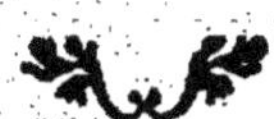

A PARIS,

Chez
{
PRAULT, quai de Gêvres, au Paradis.
PISSOT, quai de Conti, à la Sagesse.
DURAND neveu, rue S. Jacques, à la Sagesse.
PANCKOUCKE, rue & près la comédie françoise, au Parnasse.
}

*& se distribue gratis chez l'*AUTEUR.

M. DCC. LXIV.

LETTRE

A MONSIEUR
LE DOCTEUR MATY,

de la Société-Royale de Londres, de l'Académie de Pruſſe, Garde de la Bibliothéque Britannique :

PAR M. DE LA CONDAMINE,

de l'Académie Françoiſe, & de celle des Sciences, de la Société Royale de Londres, &c.,

ſur la défenſe proviſoire de l'Inoculation.

Paris, 15 décembre 1763.

Vous me demandez, monſieur, ce qui peut avoir donné lieu à l'arrêt du parlement de *Paris* du 8 juin dernier, qui fait l'étonnement de toute l'Angleterre, & par lequel *Il eſt ordonné aux facultés de théologie & de médecine, de s'aſſembler, & de donner leurs avis précis ſur le fait de l'inoculation, &c...... s'il convient de la permettre, la défendre, ou la tolérer..... & cependant, par proviſion, il eſt fait défenſe de pratiquer cette opération dans les villes & fauxbourgs du reſſort de la*

A

Cour, &c. Vous defirez que je vous dife quelque chofe dès ouvrages qui, depuis cet arrét, ont paru pour ou contre la nouvelle méthode. Je vais tâcher de vous fatisfaire.

Vous fçavez que j'étois à *Londres*, quand l'arrêt dont il s'agit fut rendu. Il n'en étoit pas encore queftion lorfque je partis de *Paris* au commencement de mai; mais les chofes s'y difpofoient fourdement. Ce n'eft que depuis mon retour que j'ai fçu quels moyens on avoit employés pour faire éclater la mine, fecrètement chargée depuis longtemps. Vous pouvez juger, monfieur, du nombre d'ennemis qu'a la petite-vérole artificielle en France, par ce qui s'eft paffé fous vos yeux à *Londres*, où cette pratique a fi longtemps été combatue, malgré l'accueil favorable que lui fit le collége des médecins de cette capitale en 1721, après l'heureux fuccès des expériences faites fous leur direction, d'abord fur fix criminels; puis fur cinq enfans; & malgré l'exemple illuftre que donna la reine *Caroline*, alors princeffe de *Galles*, en foumettant fon augufte famille à cette opération. Après de fi beaux commencemens, & des exemples fi propres à faire naître la confiance, vous fçavez que l'imprudence de quelques inoculés à *Londres*, servit de prétexte aux opposans pour décréditer la nouvelle méthode, & pour arrêter ses progrès. Ce ne fut que vers 1738, & sur-tout en 1743 qu'elle reprit faveur. Est-il surprenant qu'il arrive quelque chose de semblable en France, où cette pratique à commencé sous de moins heureux auspices ? Trente ans de disputes, & d'écrits pour & contre, ont à peine assuré le triomphe de l'inoculation en Angleterre. Il n'y a pas encore dix ans qu'elle n'a plus de contradicteurs à *Londres* parmi les maîtres de l'art ; & qu'on peut dire de ses ennemis réduits au silence

> Nec Telamonlades etiam nunc hiscere quidquam
> Audet *

Nous comptons à peine huit ans en France depuis la première épreuve connue de cette méthode ** : faut-il s'étonner que les gens peu instruits conservent encore leurs préjugés ?

Les premières notions distinctes qu'on eut en France de l'inoculation, nous furent apportées en 1723, par un de nos médecins qui venoit de faire le voyage de *Londres*. Il nous instruisit des premiers succès de la petite-vérole artificielle, par une lettre adressée à feu M. *Dodard*, premier médecin du roi, sur l'invitation

* Ovid. Metam. lib. XIII.

** Mé. de l'acadé des scienc 1758. p. 4

que lui en avoit faite ce digne chef de la médecine (a). Cette lettre, qui joignoit à l'histoire des faits recueillis par M. *Jurin*, secrétaire de la société royale, la réponse aux objections, & qui citoit une consultation récente de neuf docteurs de *Sorbonne*, en faveur de la petite-vérole inoculée, étoit bien propre à faire ouvrir les yeux à la nation sur les avantages de cette pratique. Mais tout changea de face par la mort imprévue de S. A. R. monseigneur le duc d'*Orléans*, régent du royaume, au moment où ce prince alloit faire répéter en France les expériences faites à *Londres*. A peine il expira, que les échos retentirent d'anathêmes contre l'inoculation, lancés dans une thèse de médecine (b), où l'opération fut traitée de criminelle, & les opérateurs de bourreaux. Le bruit se répandit qu'elle étoit abandonnée en Angleterre ; & bientôt en France on oublia jusqu'à son nom.

Neuf ans après, en rendant compte à l'académie des sciences en l'année 1732 de mes observations faites dans le cours d'un voyage du Levant, j'osai parler des

(a) Lettre de M. de *la Coste* à M. *Dodard.* Paris, 1723.

(b) *An variolas inoculare nefas ? Quæstio medica, in scholis meditorum.* 30 déc. 1723. Paris.

ſuccès de l'inſertion de la petite-vérole ;
dont je venois d'être témoin dans les familles des négocians Anglois, Hollandois
& François établis à *Conſtantinople :* mais
je n'en dis qu'un mot * hiſtoriquement, ^{* Mém. d}
avec un air d'indifférence que je me re-
proche, & qui ne tient aſſurément pas de
l'enthouſiaſme dont j'apprends qu'on
m'accuſe. Dans ce même temps, à peu
près, M. de *Voltaire,* qui revenoit de
Londres, fit de la petite-vérole artificielle
le ſujet d'une lettre auſſi agréable qu'inſ-
tructive (c'eſt la XIe. de ſes lettres philo-
ſophiques ſur les Anglois); mais il pro-
mène ſon lecteur dans cet ouvrage ſi rapidement, & ſur un ſi grand nombre d'objets intéreſſans, que l'impreſſion qu'on
reçoit de chacun en particulier ne peut
guères être durable.

  Pardon, monſieur, ſi je vous rappelle
ici des faits qui vous ſont ſi connus ** ;
peut-être ſeront-ils nouveaux pour ceux
à qui vous ferez part de ma lettre.

  Connue & pratiquée de temps immé-
morial en Aſie & en Afrique, l'inoculation avoit été portée en Angleterre ; d'où
elle étoit paſſée dans le nouveau monde.
Tandis que l'imprudence, la jalouſie & l'intérêt perſonnel en retardoient les progrès
à *Londres* & dans les colonies Angloiſes ;

A iij

Marginal notes:

* Mém. de l'acad. des ſciences 1712, p. 116

** Mém. de l'acad. de ſcienc. 1754 p. 616 & ſuiv

adminiftrée au hazard par un moine Por-
tugais, & fur la foi d'une gazette, elle
fauvoit, au centre de l'Amérique-méri-
dionale, tous les fauvages qui n'étoient
pas encore atteints d'un fléau toujours
mortel pour eux *. Enfin, rappellée dans
la Caroline & dans la Virginie, par les
ravages de l'épidémie de 1738, qui fit le
tour du monde, l'infertion revint triomphante de l'Amérique en Angleterre, &
commença dès-lors à s'étendre en Europe. Elle s'étoit montrée, dès 1723,
à *Hanover*, où le feu prince de *Galles*,
père du roi de la Grande-Bretagne aujour-
d'hui règnant, s'étoit mis fous fa fauve-
garde. L'amour paternel l'introduifit en
Hollande (*a*) en 1748, & trois ans après
à *Genève*, où elle a jetté d'aufli profondes racines qu'en Angleterre. Elle paffa
de *Genève* à *Lauzanne* dès 1753 : mais ce
ne fut qu'en 1754 que je lus, à *Paris*,
dans une affemblée publique de l'académie des fciences, le mémoire que vous
avez daigné traduire, & dont le plus
grand mérite eft d'avoir mis fous les yeux
de mes compatriotes des faits publics, &
notoires, depuis trente ans, à fept lieues

* Mém. de
acad. des
fcienc. pour
1745, p. 478.

______

(*a*) M. *Tronchin*, infpecteur du collège de
médecine à *Amfterdam*, inocula fon fils.

de notre frontière, & cependant ignorés en France; des faits, dont la vérification, s'ils étoient encore douteux, seroit plus propre à démontrer les avantages de l'inoculation que toutes les consultations des facultés de médecine rassemblées. Je m'en rapporte à leur témoignage même, & je leur demande, avec confiance, si toutes les lumières théoriques des médecins, anciens & modernes, réunies, auroient pu leur faire soupçonner ce dont l'expérience nous a convaincus, que le venin de la petite-vérole, porté dans le sang par une plaie volontaire, seroit cesser le danger de la plus redoutable des maladies.

Mon mémoire fut bien reçu du public, & la perspective de la petite-vérole artificielle n'eut rien que d'agréable dans son lointain : je ne prétendois inoculer personne. Un an se passa sans que mon ouvrage fût contredit. L'année suivante, M. *Hosty*, jeune médecin de la faculté de *Paris*, muni de recommandations de notre ministère, entreprit le voyage de *Londres*, uniquement pour s'instruire de la pratique de l'insertion. Vous avez été témoin, monsieur, avec quel zèle & quelle activité M. *Hosty* suivit à *Londres* 252 opérations en trois mois.

Il revint en France très-instruit sur cette matière, & rendit un compte public par la voie des journaux (a) de tout ce qu'il avoit vu, de manière à lever les scrupules, & à dissiper les doutes. C'étoit un témoin oculaire qui parloit ; c'étoit un docteur-régent de la faculté de *Paris* qui offroit ses services au public. Ce fut alors que s'élevèrent les contradictions. Un médecin son compatriote, & jusques-là son ami, le seul peut-être de ses confrères de *Paris* qui connût l'inoculation par lui-même, apprit tout à la fois au public, qu'il avoit pratiqué depuis 25 ans cette méthode à *Montpellier*, à *Avignon*, à *Paris* même, ce que tout le monde ignoroit; & qu'elle lui avoit singulièrement bien réussi ; mais qu'il l'avoit abandonnée depuis peu, & qu'il la croyoit très-dangereuse, par les accidens qu'il avoit appris qu'elle avoit causés. Dans sa dissertation intitulée, *Réponse au mémoire de M. de la Condamine* *, il louoit le zèle qui sans doute avoit conduit ma plume : il m'excusoit sur ce que je m'en étois rapporté à

Réimpri-
en 1758,
us le titre
Tableau
la petite-
role.

(a) Voyez le *Mercure de France, Août* 1755, II vol. ; page 163 ; le *Journal de Verdun* & le *Journal de Médecine* août 1755 ; l'*Année Littéraire* 1755, tome IV, page 242 ; *Recueil de pièces de la Haye* 1755.

ce que j'avois lu & recueilli en faveur de l'inoculation ; mais il faisoit remarquer que je n'avois sur ce sujet aucune expérience, & qu'en pareil cas il ne falloit en croire que ses yeux. On lui répondit (a) qu'il pratiquoit mal ses maximes, puisqu'après n'avoir éprouvé que des succès en pratiquant l'inoculation, il l'abandonnoit sur de purs oui-dire. Votre collége de médecine de *Londres*, assemblé extraordinairement à l'occasion de cet ouvrage, certifia publiquement les avantages de la petite-vérole artificielle. Les faits allégués par l'auteur de la dissertation furent niés ; on l'accusa d'en avoir (b) avancé beaucoup, dont la fausseté pouvoit & devoit lui être connue. Votre lettre & celle du docteur *Kirkpatrick*, imprimée dans le journal étranger de février 1756, étoient bien propres à lui ouvrir les yeux, s'il ne les eut pas fermés volontairement. Son aveuglement a été cruellement puni par la perte qu'il a faite d'une fille unique fort aimable, victime de la

(a) Extrait de la *Dissertation sur l'inoculation, Année littéraire*, 1755, tom. V, p. 251 & suiv.

(b) *Qui plurima de rebus Anglicis temerè effutiit, quæ falsa esse scire potuit ac debuit. Oratio Harveyana. Londini*, 1745. *Année littéraire* 1756, tome II, page 104.

petite-vérole naturelle à la fleur de son âge.

Plus l'inoculation gagnoit de partisans, plus les libelles se multiplioient. Monseigneur le duc d'Orléans ayant résolu d'assurer la vie des jeunes princes ses enfans, par le nouveau préservatif, appella, de l'avis de M, de *Senac* premier médecin du roi , M. *Tronchin* médecin Genevois, disciple de *Boërhaave* , ci devant inspecteur du collége de médecine d'*Amsterdam* , & qui avoit inoculé son propre fils. La veille du jour fixé pour l'opération de monseigneur le duc de *Chartres* , & de mademoiselle de *Montpensier* , on répandit avec affectation une brochure anonyme intitulée, *doutes sur l'inoculation.* On ne faisoit qu'y renouveller les objections réfutées depuis 36 ans, par les docteurs *Jurin* & *Arbuthnot.* On attribuoit hautement cet écrit à un de nos plus grands médecins , qui ne le désavoue pas ; & l'on s'étonnoit que 33 ans de succès constans n'eussent fait naître chez lui que des doutes sur une opération dont il avoit bien auguré dès 1723 [*].

L'inoculation des jeunes princes de la maison d'*Orléans* avoit été précédée & suivie à *Paris* d'un grand nombre d'autres opérées tant par MM. *Tronchin* , *Hosty* , & *Petit* du palais royal , que par le

docteur *Kirkpatrick* venu exprès de *Londres* pour inoculer le jeune le comte de
Gisors, fils du feu maréchal de *Belle-
Isle* (*a*). La continuité des succès irrita
de plus en plus les ennemis de la nouvelle méthode ; l'inoculation fut déférée
solemnellement par un ouvrage anonyme
aux magistrats, aux évêques, aux curés.
C'étoit une requête présentée à tous les
tribunaux ecclésiastiques & civils, & dont
aucun d'eux ne tint compte. Le parlement même n'y fit pas la moindre attention. On vit alors en France, comme
en Angleterre & en Hollande, courir
de faux bruits d'accidens, de morts &
de secondes petites-véroles après l'inoculation. Tous les jours on inventoit
quelque nouvelle fable, qui, démentie
par des perquisitions exactes, étoit rem-
placée par une autre. J'eus, au sujet d'une
de ces histoires fausses, une contestation
à soutenir contre un praticien, exerçant
la médecine à *Paris*, en vertu d'une charge qui donne ce privilège. On peut voir
les pièces du procès dans les mercures
de France de 1759 & 1760. Malgré
toutes ces contradictions, les expérien-

(*a*) Voyez le détail de toutes les inoculations
connues, faites à *Paris* de 1755 à 1758. *Mém.
de l'acad. des sciences* 1758. p. 449 & suiv.

ces heureuſes ſe multiplioient à *Paris*, & dans les provinces méridionales du royaume, à *Lyon*, à *Niſmes*, à *Marſeille* & dans toute la Provence, au grand regret des ant'inoculiſtes. Une nouvelle mortification leur étoit réſervée ; M. *Gatti*, jeune profeſſeur en l'univerſité de *Piſe*, vint en France il y a trois ans, avec l'intention de paſſer en Angleterre : l'accueil qu'il reçut à *Paris* l'y retint. On ſçut bientôt qu'il avoit vu pratiquer l'inoculation en Grèce, berceau de la petite-vérole artificielle ; qu'il l'avoit depuis ſouvent pratiquée en Italie, & même ſur le fils * d'un de nos ambaſſadeurs. Les occaſions d'inoculer s'offrirent à lui de toutes parts **, & bientôt il jouit à *Paris* d'une grande célébrité. Il fut honoré d'un brevet de médecin conſultant du roi, & l'empereur lui conſerva ſa chaire de médecine en l'univerſité de *Piſe*. Il n'en falloit pas tant pour que l'envie ſe déchaînât contre lui. Le nombre des malades volontaires qui lui confioient leur vie, les facilités qu'il donnoit à l'opération en diminuant beaucoup la durée, & la rigueur du régime & de la préparation ordinaire, ont ſoulevé contre lui les partiſans même de l'inoculation ; mais ſurtout ſes adverſaires. Le petit nombre de

* M. le Cᵗᵉ. de Durfort.

** Il a inoculé à *Paris* plus de cent perſonnes.

boutons qu'on voyoit à ſes inoculés fit ſoupçonner qu'il affoibliſſoit la matière dont il faiſoit uſage pour ſon opération. On répéta ce qu'on avoit dit de M. *Tronchin*, qui préféroit pour l'inſertion les véſicatoires, à la lancette : on publia que ni l'un ni l'autre ne donnoient une vraie petite vérole, & que quelques-uns de leurs inoculés avoient repris naturelle-ment cette maladie ; ce qu'on ne man-que jamais de dire, lorſqu'il ſurvient à ceux qui ont ſubi l'opération, quelqu'une de ces éruptions cutanées, que les gar-des malades confondent ſouvent avec la vraie petite-vérole, ou lorſque cette ma-ladie même attaque naturellement ceux ſur qui l'inſertion n'a pas produit ſon ef-fet, comme il arrive quelquefois. Enfin pour dernière reſſource, les ant'inocu-liſtes reſſuſcitèrent l'objection ſuranée, & confondue il y a 40 ans, du danger de la contagion que la petite-vérole artificiel-le pouvoit répandre : c'eſt l'objection qui fait aujourd'hui tant de bruit. Les exagé-rations ridicules de votre *Wagſtaffe*, con-tredites par la raiſon & démenties par l'expérience, ſuivant leſquelles la terre entière ſeroit dans peu couverte de pe-tite-vérole, furent renouvellées, & de-vintent l'épouventail des gens crédules.

On se servit à *Paris* du même prétexte qu'à *Londres* en 1723 ; on publia que l'épidémie de l'automne de 1762, qui dura tout l'hiver suivant, avoit été prolongée, & même augmentée par l'inoculation. Nous n'avons pas eu de *Jurin* (*a*) pour démontrer, par les faits la fausseté de ce bruit (*b*), & de tous les autres qu'on a fait courir. Vous sçavez que ce docteur prouva, par ses recherches qu'il rendit publiques, *qu'on avoit faussement supposé que la petite-vérole artificielle avoit augmenté l'épidémie en l'année 1723 ; puisque la plus grande mortalité causée par l'épidémie avoit été dans les mois de janvier & de février; & qu'on n'avoit commencé d'inoculer que le 27 mars.* Si l'on eut fait à *Paris* de pareilles recherches, on auroit trouvé de quoi démentir tous les bruits malignement répandus, & l'on auroit reconnu,

1°. Qu'il est très-ordinaire que l'épidémie de la petite-vérole ne cesse point pendant l'hiver : nous venons d'en citer un exemple, & ce fait est si connu d'ailleurs, qu'il n'a pas besoin d'être prouvé.

2°. Qu'il est certain que *Paris*, en aucune

______

(*a*) Secrétaire perpétuel de la société royale, qui, les premières années, publia, dans les *Transf. phil.* tous les faits concernant l'inoculation.

(*b*) *Recueil de pièces*, &c. *Paris* 1756, p. 114.

faison, n'est exempt de la petite-vérole, lors même que la maladie n'est pas épidémique. L'Hôtel-Dieu en fournit la preuve.

3°. Que l'épidémie n'a pas été plus violente ni plus durable cette année que bien d'autres. Si le hazard a voulu que quelques personnes de marque en aient été les victimes, c'en est assés pour qu'on en ait beaucoup parlé dans le monde ; mais cela ne prouve nullement que le nombre des petites-véroles ait été plus grand, ni leur qualité plus maligne l'hiver dernier qu'à l'ordinaire. Le contraire est prouvé par les informations qu'un docteur - régent de la faculté de *Paris* a prises des médecins de l'hôtel-dieu, & de diverses paroisses. Ce n'est que par de semblables listes de morts & de malades, & surtout par celles des hôpitaux, qu'on peut vérifier de pareils faits. Pourquoi n'est-il pas possible d'obtenir des administrateurs communication de ces listes qui devroient être rendues publiques ? pourquoi ceux qui parviennent à se procurer quelques éclaircissemens, n'osent-ils nommer ceux auxquels ils en sont redevables ?

4°. Que ce qu'on a publié que toutes les promenades publiques, les spectacles, les cafés, les maisons particulières étoient remplies de gens actuellement infectés de petite-vérole, qui portoient partout la contagion, doit se réduire à ce qui suit. Deux inoculés très-connus, & qui ne fréquentent point les cafés, ont été l'un aux Tuilleries, l'autre, dit-on, à l'opéra le printems dernier, dans l'intervalle de l'opération à son effet. Il eut été plus prudent de ne s'en point vanter : mais la moindre réflexion suffit pour convenir, qu'un inoculé, qui sçait que ce n'est que le sept ou huitième jour après l'opération qu'il éprouvera les premiers symptômes de la maladie, est très-excusable de profiter de cet intervalle pour aller à la promenade dans une belle saison, & par un beau temps ; & qu'il le peut sans exposer sa santé, ni celle des autres, puisqu'il est évident que celui qui n'aura la petite vérole que dans huit jours, ne peut la communiquer aujourd'hui. On prétend qu'un troisième s'est montré dans le monde avant que les incisions fussent refermées. Mais, quand ce fait seroit certain, la suppuration des incisions, quand les boutons de la petite vérole sont tombés, n'est pas plus contagieuse que

(a) Le virus, appliqué aux incisions recouvertes de deux emplâtres, ne peut pas plus répandre l'infection, que renfermé dans une boëter celle d'une plaie ordinaire. Et combien de gens paroissent dans la société qui...... Je m'arrête; vous pouvez supléer à ce que je passe sous silence. Mais, quand l'abus dont il question eût été plus fréquent, une simple ordonnance de police eut suffi pour en arrêter le progrès?

5°. Des observations aisées à faire, quand ceux qui en ont le pouvoir en auront la volonté, pourroient apprendre exactement le nombre de ceux, s'il en est, qui le printemps dernier auroient pris la petite-vérole par contagion de quelques inoculés : ce qui ne peut arriver que très-rarement, & seulement dans le cas extraordinaire, où une épouse, une mère, une fille, ou quelque domestique zélé, qui n'auroit pas eu la petite-vérole, auroit voulu, malgré les obstacles que chacun leur oppose en pareille conjoncture, s'exposer volontairement au risque de gagner cette maladie. Tout cela ne peut se passer que sous les yeux de tous ceux qui entourent le malade, & par conséquent ne peut guère demeurer secret. Cependant on n'entend nommer personne qui ait pris la petite-vérole d'un inoculé. On publie vaguement que la contagion s'est répandue par cette voie, & qu'elle a prolongé la durée de l'épidémie; mais l'on donne une pure conjecture pour une réalité; on ne cite aucun exemple en particulier qu'on puisſe vérifier : ce qui ſeroiţ d'autant plus aiſé qu'il n'y a jamais eu plus de ſix ou ſept perſonnes inoculées en même temps à *Paris*; & tous gens très-connus.

6°. Pour ſe convaincre que la petite-vérole inoculée eſt moins propre à répandre la contagion que la naturelle, il ſuffit de conſidérer que la première, toujours plus bénigne & le plus ſouvent très-légère, fournit beaucoup moins de matière contagieuſe: mais, quand le danger ſeroit égal de part & d'autre, la facilité de ſe ſouſtraire à la communication eſt - elle comparable dans les deux cas? La petite-vérole naturelle, au moment où l'on s'y attend le moins, infecte à *Paris* une maiſon de cinq ou ſix étages, où vingt ménages entaſſés ne ſont ſouvent ſéparés l'un de l'autre que par des ais mal joints. On y reſpire la contagion & la mort avant que de le ſçavoir, & toujours ſans avoir pu s'en garantir. Je ſuppoſe qu'on inocule un enfant dans cette maiſon. L'opération eſt annoncée & prévue pluſieurs jours, pluſieurs ſemaines auparavant: celui qui craint le danger a tout le temps de fuir, ou de prendre les précautions. Mais le cas que nous supposons est imaginaire ; font-ce les gens du peuple, qui se font inoculer ? Si cette pratique devenoit plus commune , si les citoyens de tous les ordres en partageoient l'utilité, peut-être feroit-il à propos, ou même nécessaire de faire quelque règlement de police pour prévenir le danger de la contagion. Mais que nous sommes encore loin de cette nécessité ! Le petit nombre de gens aisés, ou même riches , qui ont adopté l'usage du nouvel antidote , renfermés dans leurs maisons pendant le temps de la crise, ne font - ils pas izolés au milieu de *Paris*, autant qu'ils le feroient dans une campagne ?

7°. Tous ou le plus grand nombre des inoculés, auroient été surpris dans le cours de quelques années , par la petite vérole naturelle ; ils l'auroient eue beaucoup plus abondante ; & par conséquemment beaucoup plus contagieuse , sans que leurs voisins eussent le temps de s'en mettre à l'abri.

8°. On a longtemps soutenu que la petite-vérole inoculée n'étoit pas une vraie petite vérole, en même temps qu'on l'accusoit de communiquer par contagion une petite-vérole très-réelle; ce qui prouve évidemment ou l'aveuglement ou la mauvaiſe foi des auteurs de l'objection. Les partiſans les plus zélés de la petite-vérole artificielle, n'ont jamais nié qu'elle ne fût contagieuſe ; ils jugent ſeulement que les précautions ordinaires qu'on prend contre la petite-vérole naturelle, ſuffiſent à plus forte raiſon pour arrêter la communication de l'artificielle, plus bénigne par ſa nature, plus légère, & par conſéquent moins contagieuſe. Mais conſultons l'expérience, qui ſur cette matière plus que ſur toute autre, doit impoſer ſilence au raiſonnement. Se plaint-on de la propagation de l'épidémie à *Coppenhague* & à *Stokolm*, depuis neuf ans que l'inoculation y fleurit ? S'en plaint-on à *Genève*, où cette opération a le plus grand ſuccès depuis treize ans ? C'eſt ſurtout dans une ville telle que *Genève*, d'une étendue médiocre, & dont les citoyens ſe connoiſſent tous, que les effets de la contagion doivent être plus aiſés à remarquer, & moins équivoques. S'en plaint-on à *Conſtantinople*, la ville du monde où les inoculations ſont plus fréquentes depuis près d'un ſiècle ? Les Turcs, qui n'en recueillent guère le fruit (a),

(a) *Pylarini*, qui écrivoit en 1715, dit que les Turcs n'avoient pas encore fait uſage de l'inoculation. *Soli Turcæ ut pote fati decretis additti . . . . . . hanc neglexerunt hac uſque.* Depuis ce temps, à

par la même raison qu'ils ne se garantissent pas de la peste, auroient-ils eu la molle complaisance de permettre une pratique dont ils ne profitoient point, aux Grecs leurs sujets, qu'ils méprisent & traitent en esclaves, si cette pratique augmentoit l'épidémie? Le moment où l'ons'en seroit apperçu n'eût-il pas été celui d'une prohibition générale sous peine d'être empalé? Le moindre soupçon n'eut-il pas suffi? Dieu veuille que la nouvelle du poids qu'on donne depuis peu de temps en *France* à cette objection ressuscitée ne parvienne pas à *Constantinople!* Il ne faudroit pas d'autre prétexte pour priver toute une nation des avantages qu'elle retire depuis si longtems de cette pratique salutaire. Mais j'apprends que cette objection doit être discutée à fond dans un ouvrage qui va paroître, & dont l'auteur réunit les connoissances théoriques & pratiques les plus propres à répandre un grand jour sur l'objet de la contestation: ainsi je m'arrête.

Toutes les considérations précédentes

Constantinople même, plusieurs Turcs ont fait inoculer leurs enfans: & dans les républiques barbaresques de la côte d'Afrique, cette pratique est fort commune, comme le prouve le certificat de *Cassem-Aga*, Envoyé de *Tripoli* en Angleterre. Voyez *Recueil de Pièces*, Paris, 1755, *page* 138.

sont le fruit de l'examen & de la réflexion ;
il n'est pas étonnant qu'elles échappent à
ceux qui n'en sont aucune. Le commun
des hommes n'envisage l'inoculation
qu'avec les yeux du préjugé : & cela peut-
il être autrement ? C'est dans la conversation, & surtout en France, que la plupart des gens du monde s'instruisent ; &
vous pouvez juger avec quelle profon-
deur les matières y sont traitées. Quelqu'un entre, *Qu'y a-t-il de nouveau ?....
Madame une telle vient de se faire inoculer.... Bon ! à quoi cela sert-il ? La petite-
vérole lui reviendra dans six mois.... Pour
moi*, répond une femme qui vient de perdre un fils de la petite-vérole naturelle,
*je vous avoue que je n'ai jamais pu concevoir
quelle est la manie de se donner un mal, que
l'on n'aura peut-être jamais.* Cette réflexion triviale cent fois réfutée, & qui a
coûté la vie à son fils, est applaudie comme neuve & comme décisive. La conversation continue. *Voilà bien des gens qui
meurent de la petite-vérole cette année ?
Oui*, répond quelqu'un : *& remarquez que
la maladie n'a pas cessé pendant l'hiver....
J'en sçais bien la raison*, dit un troisième :
*Le docteur tel, qui n'est pas ennemi de l'ino-
culation, ne doute pas que ce ne soit cette
mode Angloise qui fait durer l'épidémie de-*

puis plus d'un an. . . . . . *Ah! vous avez raison. Il n'en faut pas chercher d'autre cause.*

Ce propos passe de bouche en bouche; mille échos le répètent, les uns malignement, les autres avec ingénuité. Que
sera-ce s'il est appuyé par un médecin;
& s'il ajoute d'un ton grave que les inoculés courent les cafés, les spectacles,
& les promenades; que la ville sera bientôt infectée; & qu'il est temps d'y mettre
ordre ? Le cri public s'élève; le magistrat
chargé de la police, expose à la cour du
parlement les allarmes des citoyens, qui,
dénuées peut-être de fondement, n'en
sont pas moins réelles. Fera-t-on des informations ? Si le danger est tel qu'on le
publie, avant que les informations soient
faites, le mal sera peut-être sans remède :
il n'y a pas un moment à perdre. La cour,
dont le premier devoir est de veiller à la
sureté publique, défend provisionnelle-
ment la pratique de l'inoculation dans la
ville & dans les fauxbourgs. Elle n'ôte
point aux citoyens la liberté de se faire
inoculer à la campagne. La petite gêne
qu'elle impose à quelques particuliers,
doit être comptée pour rien, vis-à-vis du
salut de la république.

Voilà, monsieur, ce qui a donné lieu
à cet arrêt du parlement, dont on est si

surptis en Angleterre. On le seroit beaucoup moins, ou plutôt on cesseroit de l'être, si l'on sçavoit qu'il n'y a guère moins eu d'inoculations en France depuis huit à neuf ans, qu'il y en eut en Angleterre les neuf premières années ; & si le triomphe, aujourdhui complet de la petite-vérole artificielle dans toute la Grande-Bretagne, n'étoit bien propre à faire oublier que les partisans de l'inoculation y ont été traités de *traîtres à la patrie*.

Mais ce n'est pas seulement, me dites-vous, la défense provisoire portée par l'arrêt du parlement de *Paris* d'inoculer dans les villes & fauxbourgs de son ressort, dont on s'étonne dans le péis que vous habitez (a). Cette disposition pourroit n'être que le préliminaire d'un réglement de police pour prévenir le danger de la contagion, que l'imprudence de quelques particuliers a fait craindre. Ce qui surprend le plus à *Londres*, c'est l'ordre qu'ont reçu les facultés de médecine & de théologie de s'assembler *pour donner leurs avis sur le fait de l'inoculation, & de sçavoir s'il convient de la permettre, la défendre ou la tolérer*. Cet ordre semble supposer que l'utilité d'une pratique, dont

(a) Le docteur Maty est établi à *Londres*, mais il est né en Hollande.

plus de cent mille témoins vivans déposent en Angleterre, puisse être rendue dou-
teuse en France par des raisonnemens de
physique; & que la faculté de théologie de
Paris, qui, dès 1723, approuvoit par
une consultation la proposition de répéter les expériences en France, pourroit, après quarante ans de succès, faire
un cas de conscience de la question suivante : *Si de deux dangers, dont l'un est
inévitable (attendre, ou prévenir la petite-
vérole), Dieu permet de choisir le moindre.*

Je vais tâcher de vous satisfaire sur ces
deux questions, dont je sens toute l'éner-
gie. Je supplée à tout ce que vous ne me
dites pas : j'ai moi-même été témoin à
Londres de la première impression que fit
la nouvelle de l'arrêt du parlement de
Paris ; & je serois tenté d'abord de faire
ici la même réponse que feu l'abbé *Pelle-
grin*, auteur très-modeste, auquel on n'a
pas toujours rendu justice. *Messieurs*, dirois-je à vos fiers insulaires, *vous nous mé-
prisez trop : mais j'ajouterois, Apprenez du
moins qu'en Italie, en Pologne, comme dans
la partie de l'Allemagne encore incer-
taine, & par conséquent dans le reste de
l'Europe, que votre exemple n'a pas suffi
pour entraîner, le sort de l'inoculation
dépend de celui qu'elle aura en France.*

'Au reste, nous y viendrons tôt ou tard, comme vous êtes enfin venus au calendrier Grégorien. Mais il faut répondre plus sérieusement & plus solidement : j'espère, monsieur, vous rendre vraisemblable ce qui paroît incroyable au bord de la Tamise.

Nous voyons, vous & moi, dans l'usage de l'inoculation, un préservatif unique contre un fléau qui détruit, mutile, ou défigure le quart des hommes échappés aux maladies de l'enfance * ; nous voyons des milliers de citoyens arrachés à la mort, eux & leur postérité ; nous voyons un moyen, aussi sûr que facile, de rendre à la patrie plus de sujets que la guerre n'en extermine. Mais ces vérités, dont nous sommes persuadés, ne sont évidentes que pour le petit nombre de ceux qui, par une étude particulière de l'histoire de la petite-vérole artificielle, ont présent à l'esprit le résultat de quarante ans d'expériences chez nos voisins, les conséquences qu'on ne peut se défendre d'en tirer, & la futilité des argumens qu'on y oppose.

Tous les autres ignorent ces détails. Dans un péis où l'on n'approfondit rien, où l'amusement est la principale occupation de tous ceux qui peuvent disposer

* Mém. de l'Acad. des scienc. pour l'année 1754, page 662.

de leur temps , quand on a payé le tribut à la petite-vérole, ou qu'on ne tremble pas pour les jours d'un fils unique (& de dix personnes d'un âge mûr , neuf sont dans ce cas), quel intérêt a-t-on de s'instruire sur cette matière ? L'inoculation n'est, pour les gens du monde, qu'un léger objet de curiosité passagère , que le moindre obstacle rebute , ou refroidit : l'attention seule qu'exige la discussion des faits est même devenue fatigante , depuis que l'esprit de parti s'en est mélé. Un fait faux mais singulier ,avancé au hazard, se grave dans la mémoire ; la réfutation se fait attendre ; elle exige des informations & des détails ; elle vient enfin ; la première impression a peine à s'effacer. Si l'on est tenté de faire une question sur ce sujet, c'est à son médecin qu'on s'adressera par préférence ; & nous en avons peu qui fassent l'apologie de la nouvelle méthode : quoique je ne sois pas tout-à-fait de l'avis du docteur dont je vous ai fait voir les lettres, & qui me mandoit que consulter un de ses confrères sur le fait de l'inoculation, c'étoit s'adresser au Mufti , pour sçavoir s'il falloit envoyer des missionnaires à *Constantinople*.

Ceci posé, vous serez moins étonné , monsieur, d'apprendre à quel point

va communément l'ignorance parmi
nous, fur l'article de la petite-vérole artificielle. Qu'il vous fuffife de fçavoir qu'il
ne s'eft débité, depuis huit années à *Paris*, qu'un petit nombre d'exemplaires
d'un *Recueil de pièces* (originales) *concernant l'inoculation*; petit volume in-dou-
ze, où fe trouvent raffemblés les premiers écrits qui l'ont fait connoître en Europe; tels que ceux de *Timoni*, *Pylarini*,
la Motraye; les extraits des comptes ren-
dus d'année en année par le docteur *Jurin*, à la société royale, des premiers progrès de cette pratique en Angleterre, &
dans les colonies Angloifes; le parallèle
de liftes de morts de l'une & de l'autre
petite-vérole; la lettre de M. de la *Cofte*
à M. *Dodart*, où tous les faits font réfu-
més; le certificat d'un envoyé de *Tripoli*; l'hiftoire de la fondation & des fuccès de l'hôpital de la petite-vérole à *Londres*; le fermon célèbre de l'évêque de
Worcefter; l'extrait de l'ouvrage du docteur *Kirkpatrick* & de quelques autres;
enfin un catalogue raifonné des écrits pour
& contre l'inoculation jufqu'en 1756.
L'éditeur judicieux (*a*) ne s'étend point

(*a*) M. *Montucla*, auteur de l'hiftoire des mathématiques. Ce Recueil fe vend chez *Defaint*,
Saillant & *Vincent. Paris* 1756.

en raiſonnemens , ſon recueil n'eſt rempli que de faits diſcutés contradictoirement , & mélés de quelques réflexions. Ce ſont les pièces du procès ; & ce livre pourroit à juſte titre être intitulé *les élémens de la doctrine de l'inoculation*. La matière n'étoit pas encore embrouillée , & n'avoit pas pérdu le mérite de la nouveauté , du moins en France. L'ouvrage parut en 1756 , dans le temps du ſéjour de M. *Tronchin* à *Paris* , & dans la plus grande ferveur de l'inoculation. Les libraires s'attendoient à le vendre auſſi rapidement qu'un roman : le débit a répondu ſi mal à leurs eſpérances qu'ils ont refuſé d'imprimer une ſuite de pièces ſemblables , & non moins curieuſes. On juge bien que les autres ouvrages ſur cette matière , quelques bons qu'ils ſoient , & qui ne ſont pas imprimés à *Paris* , y ſont encore moins connus. Tels ſont un autre *Recueil de pièces intéreſſantes* publié à la Haye en 1755 * ; l'*Eſſai apologétique* de M. *Chais*, la Haye 1754 ; l'*Inoculation juſtifiée* de M. *Tiſſot*, L'auzanne 1754 , & les réponſes du même à meſſieurs *de Haen & Roncalli* en 1759 ; les *Réflexions* de M. *Dan. Bernoulli* ; mercure de juin 1760. Je ne parle ici que des meilleurs ouvrages écrits en notre langue

* Il ſe trouve à *Paris* chez *Briaſſon*, rue S. Jacques.

depuis dix ans fur cette matière, & je ne dois pas oublier le *Parallèle des deux petites-véroles*, par M. de *Baux*, docteur en médecine, *Avignon* 1761.

Vous pouvez juger par-là combien, généralement parlant, on est mal instruit en France, fur le fond de la question. Je n'excepte pas même le plus grand nombre de nos médecins : je vous en donnerai la preuve, en vous rendant compte des brochures nouvelles auxquelles l'arrêt du parlement a donné lieu.

Mais si d'anciens médecins dans un ouvrage qu'ils donnent au public de leur propre mouvement, & fans que rien les y force, fe montrent fi peu au fait d'une matière qu'ils devroient poffeder à fond ; s'ils ignorent jufqu'aux faits fur lefquels tous leurs raifonnemens devroient être appuyés ; que fera-ce, me direz-vous des théologiens, & des magiftrats, dont le genre d'étude a beaucoup moins de rapport que celui des médecins à l'hiftoire & à la pratique de la petite-vérole artificielle ? Vous ferez peut-être tenté d'augurer de-là, que la caufe de l'inoculation court grand rifque en France, tant de la part des facultés de médecine & de théologie chargées de donner leur avis sur ce sujet, que de la part des magistrats qui doivent prononcer en dernier ressort. Cette idée se présente naturellement ; & je vous avoue qu'au premier aspect je me suis senti frappé de la même crainte. Mais, en y regardant de plus près, je me suis rassuré. Permettez-moi de vous faire part de mes réflexions à ce sujet : Je commence par ce qui regarde la faculté de médecine.

Mais je m'apperçois que ma lettre est déja bien longue. Trouvez bon, monsieur, que ce qui me reste à vous dire soit le sujet d'une seconde & peut-être d'une troisième lettre.

J'ai l'honneur d'être, &c.

L'original de cette lettre & des suivantes étoit adressé au docteur Maty. En les rendant publiques, on y a fait plusieurs additions, qu'on a crues propres à instruire les lecteurs de plusieurs faits trop peu connus en France.

SECONDE LETTRE

DE M. DE LA CONDAMINE

A MONSIEUR

LE DOCTEUR MATY,

de la Société Royale de Londres, de l'Académie de Prusse, Garde de la Bibliothèque du Cabinet Britannique, &c.

sur la défense provisoire de l'INOCULATION.

IL est certain, monsieur, que je n'ai rien exagéré, quand j'ai dit que le plus grand nombre de nos médecins ne connoissent de l'inoculation que le nom. Je répète que je vous en donnerai la preuve : mais on auroit tort d'en conclure que l'avis de la faculté de médecine assemblée sera contraire à cette pratique. Je distingue trois classes dans ce corps respectable. La première est composée de ceux qui se sont ouvertement déclarés contre la méthode d'insertion de la petite-vérole, soit par préjugé, soit par des motifs particuliers. C'est un effort presque au-dessus de l'humanité que de convenir qu'on s'est trompé, même par précipitation, quoique plusieurs médecins, & entre eux le docteur Freind, en aient donné l'exemple, au sujet

C

de l'inoculation même. On ne peut donc guère espérer que les opposans se dédisent. Il est plus rare encore d'oser changer d'opinion une seconde fois, & de revenir à celle à laquelle on a renoncé par quelque motif que ce puisse être. Les plus grands ennemis de l'inoculation seront donc ceux qui l'ont autrefois approuvée, ou même pratiquée, quand elle étoit à peine connue en France ; & qui, depuis quelques années, ont affecté de la décrier, peut-être en se méprenant sur le motif qui les a déterminés. Je ne parle point de ceux qui, par habitude ou par humeur, sont ennemis nés de toute nouveauté, qui respectent avec superstition tout ancien usage, qui tiennent pour suspect & même pour dangereux tout ce qui n'étoit pas connu de nos pères. On peut mettre au même rang ces esprits timides & subalternes, qui, n'osant juger par eux-mêmes, ne craignent pas de se tromper dans le choix d'un oracle qu'ils croient infaillible : *magister dixit.* Je ne fais de tous ceux-là qu'une classe ; c'est celle des adversaires, ou plutôt des ennemis de l'inoculation. La seconde est beaucoup moins nombreuse. Elle est composée de ceux qui sont favorables à la nouvelle méthode, quoique la plupart d'entre eux

ne la pratiquent point. Ceux-ci peuvent
se tromper; mais on ne peut nier qu'ils
n'aient deux présomptions en leur faveur;
l'une, qu'ils n'ont pu renoncer à un préjugé
très-général, & qui paroît conforme à leurs
intérêts, que par une conviction intérieure
qui suppose un examen réfléchi; l'autre,
qu'on ne peut les soupçonner d'aucun motif bas, & qu'il est difficile de leur prêter
d'autres vues que l'amour du vrai, & du
bien général de l'humanité. La troisième
classe de nos médecins est composée de
ceux dont j'ai parlé d'abord, qui ne connoissent l'inoculation que par le bruit public, sans avoir jamais examiné la matière;
& je ne puis m'empêcher de convenir
qu'ils sont jusqu'aujourd'hui très-excusa-
bles à cet égard, du moins en France.

Un médecin de *Paris*, après quelques
années de pratique, se tire de la foule &
commence à se faire un nom. Vous lui
demandez ce qu'il pense de la petite-
vérole artificielle. Je suppose qu'il vous
réponde en ces termes: » Jusqu'ici l'ino-
» culation est peu pratiquée en France;
» elle est devenue le sujet d'une contes-
» tation fort animée. Il ne me convient
» point de m'instruire à demi; je ne
» puis avoir un avis fondé, sans lire les
» ouvrages écrits pour & contre; il n'est

» pas aisé de les rassembler tous. D'ail-
» leurs, cette discussion me prendroit
» beaucoup de temps : je crois le mien
» mieux employé à secourir mes ma-
» lades ; & tous les momens que je puis
» passer dans mon cabinet mieux rem-
» plis à m'instruire sur la cure des mala-
» dies que je traite journellement, que
» sur une pratique que je n'aurai peut-
» être jamais lieu d'exercer «. Qu'aurez-
vous à lui répliquer ? Telle est, je pense,
la disposition du plus grand nombre de
nos médecins, qui ne se sont pas encore
déclarés. Ce sont ceux qui composent la
classe neutre, dont je fais la troisième.

Suspendre son jugement sur une matière qu'on n'a pas examinée, c'est sans
doute le parti le plus sage ; & l'on ne peut
nier que le temps d'un médecin occupé
ne puisse être employé plus utilement
pour lui qu'à cet examen, tant que rien
ne l'oblige à s'y livrer. Aujourd'hui les
choses changent de face. On demande
à chaque membre de la faculté son avis
par écrit. Ils ne peuvent le donner sans
se mettre au fait de la contestation. Dé-
sormais, il est de leur devoir & de leur
honneur de s'instruire ; & je suis persuadé
que tous, ou le beaucoup plus grand nombre, vont y donner toute leur application.

Les deux premières classes fourniront des avocats pour & contre l'inoculation: c'est à la classe neutre à peser les raisons des deux partis; c'est elle qui formera l'avis général de la faculté. Or il n'y a nulle apparence que cette troisième classe opine à proscrire l'inoculation.

La nouvelle méthode n'a rien à redouter que de l'ignorance & du préjugé. Les médecins qui n'ont point encore pris parti, seront bientôt à l'abri de l'une & de l'autre imputation. Ils n'ont eu jusqu'ici sur l'objet de la dispute que des notions vagues, qui ne suffisoient pas pour déterminer leur jugement: ils vont se trouver par devoir dans le cas de ceux qu'un motif particulier a portés à s'instruire: ils voudront voir par leurs yeux ce qu'ont écrit les partisans & les adversaires de la petite-vérole artificielle, & ils auront de quoi se satisfaire. Nous sommes à la vérité moins riches en ouvrages sur cette matière que vous ne l'êtes à *Londres*, où elle a si longtemps été débattue: mais nous avons plus de ressources que peut-être vous ne pensez; & vous allez juger que, sans entendre l'anglois, nos jeunes docteurs peuvent trouver à *Paris*, & dans notre langue, tous les secours nécessaires pour s'instruire sur le fait de l'inoculation;

autant qu'il est possible., sans l'avoir pratiquée. Ils commenceront sans doute par
l'histoire des faits. Ils en trouveront une
ébauche dans les mémoires de l'académie
des sciences pour les années 1754 &
1758 *, avec les citations nécessaires pour
remonter aux sources. Ils liront ce qu'ont
écrit les premiers promoteurs de l'insertion, témoins oculaires : le voyageur
la *Motraye*, & les docteurs *Timoni*, *Pylarini*, *le Duc*, dont le second avoit été
longtemps prévenu contre cette pratique;
les rapports faits à la société royale, par
le docteur *Jurin* & le docteur *Scheuchzer*
son continuateur. Tout cela se trouve
copié, traduit ou extrait dans le *Receuil de
pièces*, &c. *Paris* 1756 : celui de *la Haye*
leur en fournira plusieurs autres. Je leur
souhaite le courage nécessaire pour lire
les *Doutes sur l'inoculation de feu* M. Hecquet, qui disoit (en 1724) que l'in-
*sertion étoit un remède de bonne femme,
qu'on vouloit transmettre tout brute entre
les mains des médecins, sans avoir fait ses
preuves; & que cette opération ne ressembloit
à rien en médecine*, MAIS BIEN PLUTÔT A
LA MAGIE : je ne change ni ses expressions, ni son stile. Cette dernière objection,
demeurée jusqu'ici sans réponse, appartient toute entière à M. *Hecquet* : il avoit

* Pages 615
& 489.

puifé les autres dans les écrits des *Maffey*, des *Blakmores*, des *Douglas*, & furtout dans ceux du docteur *Wagftaffe*. La traduction françoife de la lettre de ce dernier au docteur *Freind*, eft devenue affez rare à *Paris* ; mais toutes les objections qu'elle contenoit ont été répétées, commentées & paraphrafées, d'abord dans la fameufe thèfe de 1723, *An variolas inoculare nefas?* enfuite par M. *Hecquet*, en 1724, dans fes *Doutes*; enfin par M. *Cantwel*, dans fa *Differtation* de 1756, refondue en 1758, dans fon *Tableau de la petite-vérole*. Nos médecins ne perdront donc rien de toutes les objections faites contre l'infertion par fes premiers adverfaires, dont les fuivans n'ont été que les échos. Vous fçavez, monfieur, que le fçavant docteur *Arbuthnott* ne daigna pas répondre fous fon nom aux déclamations de *Wagftaffe*, & qu'il emprunta, pour le réfuter, le nom de *Maitland* chirurgien devenu célèbre par l'inoculation qu'il fit à *Conftantinople* en 1718 du fils de ladi *Wortley Montague*, & depuis parcelles des princeffes d'*Angleterre* à *Londres* en 1722, & du feu prince de *Galles* à *Hanover* en 1723. Cette réfutation très-folide & très-modérée, n'a paru qu'en anglois : j'en offre

une traduction françoise à ceux qui de-
siteront la connoître. Celle de l'auteur
du *Recueil de pièces,* &c. *Paris* 1756, peut y
suppléer, quoique fort succinte. Mais
nos jeunes docteurs auront à choisir entre
les réponses faites à l'auteur du *Tableau de
la petite-vérole* dans tous les journaux *(a).*
Parmi ces différentes pièces, ils distin-
gueront la lettre dans laquelle vous exa-
minez les faits qu'il avoit témérairement
avancés; celle du docteur *Kirkpatrick*; le
discours du d[r]. *Taylor,* prononcé dans le
collège des médecins de *Londres* à l'anni-
versaire de *Harvey* en 1755 *; & la déclaration publique donnée par ce même
collège, tant sur les succès constans de la
petite-vérole artificielle, que sur la fausseté des faits avancés par l'auteur de la dissertation. Ils trouveront réuni tout ce qu'on
peut dire de plus fort contre l'inoculation,
sans rien dire de nouveau (puisque tout
est dit), dans les ouvrages de M. de
Haën, le plus célèbre, & je crois le plus

* Se trouve à *Paris,* chez *Cave-
lier,* au lys d'or, rue S. Jacques.

(a) *Annee litter.* 1756, tome II, page 102.

(a) *Année littéraire,* 1755, tom. V, p. 261-288;
tom. VI, p. 27-48; tom. VII, p. 66-72. *Journal
des sçavans,* oct. 1755; Lettre des docteurs *Maty
& Kirkpatrick, Journal étranger,* fév. 1756, p. 127
& 144; *Journal britannique,* nov. & déc. 1755,
p. 483 & 484; *Mémoires de l'académie des sciences,*
1758, p. 451 & suiv. *Miscellanea medica authore
R. Taylor. Londini, apud J. Nourse,* 1761.

sincère des nouveaux ant'inoculistes ; & tout ce qu'on peut répondre de mieux, dans la lettre de M. *Tissot* en réponse à M. de *Haën*. S'ils consultent les mémoires de l'académie des sciences * , ils y verront l'extrait de la lettre du frère de la demoiselle *Timoni*, prétendue inoculée par son père, & morte vingt ans après de la petite-vérole naturelle. Ils jugeront par eux-mêmes de ce qu'il faut penser de cet exemple fameux, le mieux attesté de tous ceux qu'ont cités les adversaires de l'inoculation. Ils verront à quoi se réduisent les conséquences qu'il faudroit tirer de ce fait si vanté, quand il seroit aussi certain qu'il est douteux. Ils y trouveront la preuve que soutenir, avec l'auteur du *Tableau de la petite-vérole*, avec M. de *Haën* & ceux qui l'ont copié, que cette maladie est & moins commune & moins dangereuse qu'on ne pense, c'est faire deux suppositions incompatibles & contradictoires ** . Tout le monde sçait qu'il y a des épidémies varioliques qui emportent le tiers des malades : mais M. de *Haën* pouvoit-il ignorer qu'on en a beaucoup vu de plus meurtrières, & que *Hoffman* en cite une qui, de dix malades, n'en épargnoit qu'un ? M. de *Haën* dira-t-il encore que c'est la faute des médecins

* Mém.
1758, p. 478.

** p. 474 &
475.

& qu'on ne meurt point de la petite-vérole à *Vienne* ? l'Europe ne lui répon-
droit que par ses pleurs. Quels reproches
n'a pas à se faire le docteur P............., s'il
est vrai, comme on le dit, que, sans lui,
madame l'archiduchesse eût été innocu-
lée, & sans doute vivroit encore ? Tirons
le rideau sur ce tableau funeste.

Nos médecins jusqu'ici demeurés neu-
tres, liront, outre les ouvrages déjà cités,
les extraits de ces mêmes ouvrages dans
les journaux littéraires de France, d'Allemagne, de Suisse, d'Italie, surtout ceux
de votre *Journal britannique* trop peu répandu à *Paris*. Ils seront frappés de la
multitude immense de faits qu'ils igno-
roient,& qui déposent en faveur de l'insertion, comme du petit nombre d'accidens
qui l'ont suivie, quand même on auroit
l'injustice de les mettre tous sur le compte
de l'opération ; ils seront indignés de la
mauvaise foi de la plupart de ses adversaires. (On feroit un volume de leurs calomnies.) Ils réfléchiront sur ce que plusieurs centaines de médecins qui ont inoculé leurs enfans en Angleterre, en Hollande, en Dannemarck, en Suède, en
Allemagne, en Italie, prouvent plus en
faveur de la méthode, que plusieurs milliers de médecins qui n'ont pas eu le mê-

me courage. Ils ouvriront les yeux à l'évidence. Il leur arrivera la même chose qu'à plus de vingt personnes de ma connoissance, entr'autres à huit ou dix médecins, tant de nos provinces, que des péis étrangers, dont je puis produire les lettres. Tous, en cherchant à s'éclaircir, se sont convaincus des avantages de l'inoculation : plusieurs, prévenus d'abord contre cette pratique, ont fini par faire inoculer ce qu'ils avoient de plus cher.

Tout récemment encore le nouvel écrit de M. *Raft* fils, médecin de *Lyon*, contre la petite-vérole artificielle, a déterminé M. *David*, jeune docteur, disciple de l'auteur du *Tableau de la petite-vérole*, plein de vénération & de déférence pour son ancien maître, à s'instruire à fond de l'état de la question, en lisant le pour & le contre ; ce qu'il avoit négligé de faire jusqu'alors. La conviction, fruit de son examen, l'a mis au rang des plus zélés partisans de l'inoculation dans un ouvrage qu'il vient de publier (a).

(a) *Observations sur la nature, les causes, & les effets des épidémies varioliques*, & *Réfutation*, &c., *Genève*, 1764. L'auteur réfute les calculs de M. *Raft* tirés des nécrologes de *Londres*. Ils avoient été déjà solidement réfutés par M. le chevalier de *Chatelux* (doyen, à trente-un ans, des inoculés de *France*) dans une brochure intitulée

Tous ces exemples me perſuadent qu'il en ſera de même de la plupart de nos jeunes médecins demeurés juſqu'ici dans l'indifférence ; & pour me mettre à la mode du péis que vous avez adopté, je ſuis tenté de parier que les trois quarts d'entr'eux, quand ils auront examiné les pièces du procès, vont devenir inoculiſtes zélés.

J'ai prouvé dans mon ſecond mémoire * que c'étoit très-fauſſement qu'on avoit ſuppoſé que tous les médecins françois s'étoient de tout temps oppoſés à l'inoculation. J'ai fait voir, au contraire, qu'un aſſez grand nombre avoient écrit en faveur de cette méthode, & l'un d'eux quatre ans avant qu'elle fût pratiquée en Angleterre : enfin qu'aucun ouvrage imprimé contraire à cette doctrine, à l'exception de celui de M. *Hecquet*, ne portoit alors le nom d'un médecin françois. Il ne me ſera pas plus difficile de prouver aujourd'hui ; que c'eſt injuſtement qu'on attribue à toute la faculté de *Paris* la prévention de quelques-uns de ſes membres contre la petite-vérole artificielle.

Outre tous les témoignages que j'ai déjà

Nouveaux éclairciſſemens, &c. Voyez auſſi le *Journal de Médecine*, & *Journal des ſçavans*, fév. 1764

cités (a) , qui prouvent le contraire , plusieurs docteurs-régens de *Paris* ont écrit tout récemment en faveur de l'inoculation * ; & la démarche même qu'a faite le corps de la faculté de consulter les plus célèbres universités de l'Europe , bien considérée , n'annonce que des dispositions en faveur de la cause que nous soutenons vous & moi , puisque cette consultation ne peut produire que des témoignages favorables à la petite-vérole artificielle. Il n'est pas ici question de théorie ; & , pour éclaircir des faits , il faut des témoins oculaires. Où peut-on en trouver ailleurs que dans les péis où l'insertion est pratiquée? Je ne vois guère parmi les universités étrangères que celles d'*Oxford* , de *Cambridge* , d'*Edimbourg* & de *Dublin* ; celles de *Leyde* , d'*Hanover* , de *Gottingen* , de *Bâle* , de *Coppenhague* , d'*Upsal* , de *Pise* , de *Luques* , & peut-être celle de *Padoue* , qui puissent fournir des faits , ou des raisonnemens fondés sur les expériences dont elles ont été témoins ; & l'on peut prévoir que l'avis de ces universités ne sera pas contraire à l'inoculation. Ce ne peut donc être que pour la forme que les autres uni-

* M. de *Vernage*, ancien doyen; M. *Roux*, auteur du *Journal de médecine* , &c.

(a) Voyez *Second mémoire sur l'Inoculation. Mém. de l'acad. des sciences*, 1758, p. 442 & suiv.

verſités ont été conſultées. Quel éclairciſ-
ſement tireroit-on dans le cas préſent de
celles d'Eſpagne & de Portugal, pÿis où
le nom même de l'inoculation eſt à peine
connu?

Dans la conſultation faite à l'Europe
ſçavante, on n'aura pas oublié le collége
de médecine de *Londres* compoſé des
membres les plus illuſtres des univerſités
des trois royaumes, à moins qu'on n'ait
regardé cette formalité comme ſuperfluë;
ſon avis ayant été rendu public en 1755,
à l'occaſion de la diſſertation dont j'ai parlé plus haut. Je ne doute pas non plus que
vous ou MM. *Pringle*, *Morton*, *Wollaſton*
&c, qui poſſédez notre langue, & réuniſſez
les titres les plus deſirables pour une pareille correſpondance, n'ayez reçu quelques lettres particulières de nos docteurs.
Cependant à votre égard, monſieur, je
ne ſerois pas étonné que ceux qui craignent de voir l'inoculation triompher,
euſſent redouté le témoignage d'un médecin qui, par une expérience faite ſur
lui-même (*a*), a prouvé que cette opération n'a plus d'effet quand une fois on

(*a*) Le docteur *Maty*, qui avoit eu ſa petite-vérole à l'âge de vingt-deux ans, s'eſt inoculé lui-
même: l'opération n'a produit aucun effet. Voyez
Journal britannique, novembre 1754.

a payé le tribut à la petite-vérole naturelle. Peut-être auſſi, M. le duc de *Niver-
nois* a-t-il fait voir à quelqu'un de nos
médecins le mémoire que ſon excellence
vous avoit demandé ſur l'état préſent de
l'inoculation en Angleterre, & que vous
lui remîtes à ſon départ de *Londres* au
mois de mai dernier. Vous avez bien voulu m'en donner une copie ; je vous demande la permiſſion de la rendre publique : je
ne vois rien de plus propre à répandre un
grand jour ſur la queſtion dont la faculté
de *Paris* eſt maintenant occupée.

Les commiſſaires auroient-ils négligé
de s'adreſſer au docteur *Archer*, médecin depuis 15 ans de l'hôpital de la petite-vérole de *Londres* ? Qui mérite plus
d'être conſulté dans les circonſtances
réſentes, qu'un médecin qui traitetous
es ans mille malades de la petite-vérole
naturelle, & quatre cents de l'inoculée ?
e l'ai vu de mes yeux, au mois de juin
ernier, inoculer, en trente & une mi-
utes, cinquante & une perſonnes, de-
uis l'âge de ſept ans juſqu'à celui de
rente-ſix, dont une ſeule ne reçut point
'infection. J'ai vu les cinquante autres
onvaleſcentes douze jours après. Mais
près tout, la faculté de *Paris* n'a pas
eſoin de témoins étrangers ; elle en a,

dans son sein, au moins un irréprocha-
ble, M. *Hosti* docteur régent, qui, dès
1755, a fait le voyage de *Londres*, sous
la protection de notre ministère, uniquement pour s'instruire sur la pratique de
l'insertion, & qui rendit compte au public
de ses observations à son retour d'Angleterre. La faculté peut d'autant moins se
dispenser d'y avoir égard, qu'elles sont
plus conformes au témoignage unanime
déjà cité du collège des médecins de
Londres; & qu'elles n'ont été contredites
par personne, depuis huit ans & demi
qu'elles ont été publiées dans tous les
journaux. Pour en ébranler aujourd'hui
la certitude, il faudroit au moins avoir
leur opposer des observations contraires
d'un ou de plusieurs membres de la faculté, qui seroient envoyés exprès en
Angleterre pour vérifier les premières,
ou ailleurs pour faire de nouvelles informations.

Douze commissaires, nommés par la
faculté, doivent (*a*) lui faire le rapport
des raisons pour & contre, & préparer la
délibération de la compagnie. Aucun n'a
publié de dissertation, même anonyme, en
faveur de la nouvelle méthode. Il seroit

(*a*) Ceci étoit écrit avant l'assemblée, où les
douze commissaires ont donné leur avis.

également

également à souhaiter qu'on ne vît, sur
leur liste, le nom d'aucun docteur qui se fût
déclaré contre, dans un ouvrage public :
mais après tout, quel que soit l'avis pré-
dominant dans le comité, cet avis n'en-
traînera pas nécessairement le suffrage
de tout un corps, dont chaque membre doit opiner, avec pleine connoissance de cause. D'ailleurs, les plus prévenus contre la petite-vérole artificielle
feront attention qu'il ne s'agit pas ici
d'une dispute particulière, mais de la
cause de l'humanité ; qu'ils ne réussiront
jamais à faire flétrir, par le premier sénat
du royaume, une méthode à laquelle
tant de millions d'hommes doivent la
vie, à ne compter que depuis qu'elle est
connue en Europe : une méthode adoptée par des nations éclairées, par des
princes, des souverains, des héritiers
présomptifs de couronnes (a), non par
un enthousiasme aveugle, mais après
une mûre délibération à laquelle les gens
de l'art ont présidé. Ils sentiront (je

(a) Monseigneur le duc d'Orléans a fait inoculer
les princes ses enfans. Le roi d'Angleterre, les
princes ses frères & les princesses ses sœurs, le feu
prince de *Galles* son père, la princesse d'*Orange* &
la feue reine de Dannemarck, le prince royal de
Dannemarck & le fils de M. le duc de *Saxe-Gotha*
régnant, ont été tous inoculés.

D

parle toujours des plus prévenus contre l'inoculation, & à plus forte raifon de ceux qui font jufqu'ici reftés dans l'in-différence), que tous les efforts réunis des ant'inoculiftes ne peuvent, au plus, que retarder les progrès de l'infertion; mais qu'ils n'empêcheront pas l'évidence, fondée fur les faits, de triompher tôt ou tard. Ils fe rappelleront l'exemple de l'antimoine (a), remède aujourd'hui géné-ralement aprouvé, profcrit comme per-nicieux par leurs prédécefleurs, con-damné fur leur réquifition par un arrêt de la Cour, & mis par la génération fuivante au nombre des médicamens utiles, trente ans avant que le premier décret & le premier arrêt fuflent réfor-més. Ils fe tranfporteront dans l'avenir; & voyant la petite-vérole artificielle adoptée dans moins d'un fiècle par tou-tes les nations, ils craindront que la nombreufe poftérité qui lui devra la vie, ne leur reproche de s'être oppofés à fon

_____

(a) L'antimoine fut profcrit par un decret de la faculté de médecine, fuivi d'un arrêt du parlement en 1566. *Paulmier* de *Caen*, médecin de *Paris*, fut dégradé en 1609 pour avoir employé ce remède, qui fut mis en 1637, par la faculté même, au nombre des médicamens, dans un livre imprimé par fon or-dre : enfin, en 1666, au bout d'un fiècle, le decret & l'arrêt furent révoqués.

exiſtence. Ils s'appercevront dès aujourd'hui que l'Europe, attentive, a les yeux ouverts en ce moment ſur la faculté de *Paris*; que la réputation de leur compagnie eſt entre leurs mains; & qu'enfin la pluralité même des ſuffrages (s'il étoit poſſible qu'elle fût pour les oppoſans) ne ſeroit que livrer les médecins françois au mépris & à la dériſion des médecins étrangers & des peuples philoſophes, qui comptent par milliers dans leurs hôpitaux (a) les ſujets dont l'inoculation a préſervé les jours.

Non, une compagnie vouée par état & par devoir à la conſervation de la vie des hommes, ne ſe rendra pas volontairement coupable d'un million d'homicides, en opinant pour dévouer à la mort au moins la quatorzième partie du genre humain, que l'opération propoſée eût ſauvée infailliblement.

Il eſt de fait que plus de trente mille perſonnes en France ſont tous les ans victimes de la petite-vérole naturelle, & qu'elle en mutile, eſtropie, ou défigure un plus grand nombre. Il eſt clair que cette perte ſeroit réduite à cent perſonnes au plus, en ſuppoſant un accident ſur 300

(a) Il y a des hôpitaux d'inoculation à *Londres*, en Suède, en Dannemarck, &c.

inoculations ; que par conféquent cette opération, généralement pratiquée, conferveroit trente mille fujets à l'Etat, & l'ufage de tous leurs membres à trente mille autres, en les préfervant tous de la difformité. Et l'on demande fi cette opération eft utile ? Cette queftion peut être réfolue à la feule infpection de la derniere lifte authentique que j'ai raporteé de *Londres*, & dont j'ai rendu le réfultat public. C'eft celle des malades & des morts de l'une & de l'autre petite-vérole, depuis 17 ans, dans l'hôpital fondé en 1746. On trouve ce réfultat dans divers journaux, & nommément dans celui des fçavans du préfent mois de février. De 6456 malades de la petite-vérole naturelle, entrés à cet hôpital, il en eft mort plus du quart, tandis que dans le cours de cinq années, expirées le 15 mai 1755, au rètour *de M. Hofty, de Londres*, il n'étoit mort qu'un inoculé fur 473, & par la lifte de la fin de la même année un fur 593, * ou près de 600 ; mais pour ne paroître pas faire un choix trop favorable, tenons-nous en au total de la dernière lifte publiée, fuivant laquelle, tout compris fans exception, ni reftriction, de 3434 inoculés en feize ans & demi, depuis la fondation de l'hôpital, il en est mort en tout dix ; ce qui ne fait pas un fur trois cent quarante-trois. Ne faut-il pas fermer les yeux pour ne pas reconnoître que cette méthode, confidérée d'une vue générale, eft utile & falutaire ? Mais fa pratique a, dit-on, des inconvéniens & des abus : en ce cas il faut y remédier, & non la profcrire. Les meilleures chofes, les fciences, les arts, les livres, l'écriture même, n'ont-elles pas leurs inconvéniens ? La philofophie, la jurifprudence, la médecine en font-elles exemptes ? D'ailleurs ceux qu'on reproche à la pratique de l'inoculation font-ils bien réels ? font-ils fréquens ? Ne font-ils pas au moins fort exagérés ? Si, réduits à leur jufte valeur, ils méritent quelque attention, il y faut apporter un remède convenable, fans y joindre des conditions qui détruiroient ce qu'il ne faut que rectifier.

Le danger de mourir de la petite-vérole eft d'un fur fept, pour le malade actuel : le danger d'en mourir, pour l'homme fain, qui l'attend, eft peut-être moins prochain, mais il n'eft guère moins grand ; il eft au moins d'un fur huit : j'en ai donné la preuve ailleurs* ; & de plus, ce danger croît avec l'âge : celui que l'inoculation peut faire courir eft quarante-trois fois moindre, en le fup-

* Mém. l'ac. des f pour 1754 pag. 651 fuiv.

poſant d'un ſur trois cent quarante-trois, tel qu'il réſulte des liſtes publiques de l'hôpital de *Londres*. *Mais, dit-on, le danger de la petite-vérole artificielle eſt un danger préſent, & celui de la naturelle peut être fort éloigné, Tel qui n'en ſeroit mort qu'à cinquante ans, perdra trente ou quarante ans de vie par l'inoculation? Oui, ſi l'on ſuppoſe gratuitement que la chance malheureuſe, d'un ſur trois cent quarante - trois, tombe préciſément ſur celui qui, ſans cet accident, auroit joui d'une longue vie, & ſi l'on oublie que cette opération préſerve les trois cent quarante - deux autres de la mort & de la difformité, Tout ce qu'on peut con-clure de la conſidération précédente, c'eſt que s'il eût été poſſible de prévoir l'événement, il eut fallu laiſſer agir la nature à l'égard de cet individu. La poſ-ſibilité métaphyſique d'un cas unique ſur un très-grand nombre d'autres, ne diminue donc l'avantage de l'inoculation que d'une très-petite partie, qu'il eſt impoſſi-ble d'évaluer mathématiquement. Mais ſuppoſons que cet avantage ſoit diminué d'un quart, & c'eſt accorder à nos adver-ſaires plus qu'ils n'oſeroient prétendre, le riſque auquel l'inoculé s'expoſeroit en ce cas, ſeroit encore plus que trente fois moindre que celui d'attendre la petite-vérole naturelle. Cependant il faut opter entre ces deux risques. Il n'y a point de milieu entre attendre cette maladie, ou la prévenir. Faut-il une assemblée de deux cents docteurs, faut-il le concours des lumières de toutes les universités de l'Europe pour décider si de deux risques, dont l'un est inévitable, il est permis de choisir le moindre? Que dis-je, s'il est permis? on demande si ce choix peut être toléré.

La faculté de *Paris*, sans perdre de vue qu'elle est convoquée au sujet de l'inoculation, n'a-t-elle donc pas à résoudre de question plus sérieuse? n'en a-t-elle pas de plus difficiles & plus dignes de l'occuper? Pourquoi l'insertion ne produit-elle pas infailliblement son effet sur ceux-mêmes qu'on ne soupçonne pas d'avoir eu la petite-vérole naturelle? Par quelle raison, de deux inoculés du même âge, & du même tempérament, en apparence, préparés de la même manière, l'un a-t-il une petite-vérole très-légère, ce qui est le cas ordinaire, & l'autre une fort abondante, quelquefois même, quoique très-rarement, confluente? Jusqu'ici les inoculateurs, quelque méthode qu'ils aient employée, n'ont pû répondre de la quantité plus ou moins grande de boutons : est-il impossible à l'art de procurer à coup sûr une petite-vérole légère? Pourquoi de deux incisions également profondes, une à chaque bras, ou à chaque jambe, l'une se sèche-t-elle quelquefois en peu de jours, tandis que l'autre suppure pendant plusieurs semaines? N'y a-t-il aucun moyen de prévenir, soit par la préparation, soit par le traitement des inoculés, certaines ébullitions qui précèdent quelquefois la véritable éruption, & les érésipelles, les tumeurs, les abcès, qui suivent la dessication dans quelques petites-véroles inoculées, comme il arrive beaucoup plus fréquemment après la petite-vérole naturelle? La pratique de l'insertion s'est perfectionnée au point que, dans un hôpital, il ne meurt pas un inoculé sur trois cent, & qu'on n'en perd quelquefois qu'un sur six cent : la théorie ne peut-elle fournir des vues pour rendre cette opération absolument exempte de danger? alors toute contestation cesseroit. Cette recherche est vraiment digne d'un corps de médecins, si la vie des hommes leur est chère, comme le nom de leur profession semble l'annoncer. Il n'est pas possible que, sur un grand nombre d'inoculés, sur-tout dans un temps d'épidémie, quelqu'un d'eux n'ait déjà respiré l'air contagieux, & ne soit infecté de miasmes varioliques par la voie naturelle, avant qu'il les ait reçus par l'insertion : n'y a-t-il d'autre moyen pour distinguer si la petite-vérole qui survient est ou n'est pas l'effet de l'inoculation, que le plus ou le moins d'intervalle entre l'opération & les premiers symptômes du mal ?

D'autres éclaircissemens, sur la petite-vérole naturelle, ne seroient pas moins utiles. Pourquoi les plus grands médecins ne sont-ils pas d'accord sur la question, si l'on peut avoir deux fois une vraie petite-vérole ? Pourquoi ce que *Chirac*, *Boërhaave*, *Molin*, *Mead* ont déclaré n'avoir jamais vu en cinquante ans de pratique, dans les grandes villes, où les petites-véroles se succèdent sans interruption, paroît-il une chose très-ordinaire à beaucoup d'autres médecins ? Cette différence d'opinion ne viendroit-elle pas de ce que les limites qui séparent la vraie petite-vérole de quelques autres maladies éruptives, précédées des mêmes symptômes, ne sont pas encore assez distinctement reconnues ? Parmi ces dernières maladies, il en est qui se terminent en quatre jours, & qu'un peu d'expérience ou d'attention suffit pour distinguer d'une vraie petite-vérole : mais n'en est-il pas d'autres aussi essentiellement différentes de cette maladie, quoique plus aisées à confondre avec elle , & qui peuvent induire en erreur les médecins mêmes ? Si cette conjecture est fondée, il ne seroit pas étonnant qu'une de ces deux maladies ne préservât pas de l'autre, & les exemples de ce qu'on appelle secondes petites-véroles seroient aisés à expliquer. Enfin, si la vraie & la fausse petite-vérole sont l'une & l'autre communicables par insertion (ce qui mériteroit d'être éprouvé), il a pû quelquefois arriver que l'inoculé n'ait reçu qu'une fausse petite-vérole, qui ne le mettra pas à l'abri de la vraie; & s'il en est attaqué, il passera pour l'avoir eue deux fois.

Si ces questions, & d'autres semblables sur la même matière, ne sont pas au dessus de la portée de l'esprit humain, la théorie peut aider à les résoudre. Dès-là elles sont de la compétence des médecins. C'est d'eux surtout, & peut-être n'est-ce que d'eux seuls, qu'on en doit attendre la résolution , au lieu que celle dont la faculté s'occupe actuellement, dépend uniquement de faits que la théorie n'eut jamais osé prévoir.

Quant à l'avis de la faculté de théologie, il n'y a nulle apparence qu'il soit contraire à l'inoculation. Aucun théologien françois n'a jusqu'à présent écrit contre cette pratique : l'auteur de l'*inoculation déférée*, &c. est un laïque. Les docteurs de la maison de *Sorbonne* trouveront dans leurs archives la consultation en faveur de la nouvelle méthode, que neuf de leurs confrères donnèrent en 1723 à l'auteur de la lettre à M. *Dodard*. Ils commenceront par examiner les motifs sur lesquels étoit fondé l'avis des neuf docteurs. Si ces motifs suffirent alors pour déterminer leurs avis en faveur de l'inoculation, dans un temps où le petit nombre d'essais pouvoit encore permettre quelque incertitude, leurs successeurs hésiteront-ils à donner leur approbation à ce même préservatif, dont quarante ans de succès, & tant de milliers d'expériences ont manifesté la sécurité ?

S'il étoit besoin de leur citer des autorités, je dirois que dans un péis où les opinions sont moins libres qu'en France, en divers endroits d'Italie & à *Rome* même, des théologiens catholiques de la morale la plus rigide ont donné des consultations publiques en faveur de la petite-vérole artificielle ; dont les nouvelles litéraires de *Florence* & d'autres journaux ont fait mention dans le tems (a). Dès 1715 l'ouvrage du docteur *Pylarini*, lorsqu'il annonçoit à l'Europe chrétienne la méthode de transplanter la petite-vérole, fut imprimé à *Venise* avec l'approbation du plus sévère des tribunaux. En 1755 S. E. feu M. le cardinal *Valenti*, premier ministre du pape Benoît XIV, chargea l'un de ses secrétaires * de traduire en italien mon premier mémoire sur l'inoculation, le fit imprimer à *Rome*(b) & m'assura que s'il n'étoit question, pour accréditer l'inoculation en France, que d'un bref de Sa Sainteté, la chose ne feroit point de difficulté. J'en rendis compte dans le tems à M. l'ambassadeur. **

Des théologiens de toutes les communions chrétiennes ont également approuvé cette méthode. Mrs. *Bernoulli* ont obtenu l'agrément de l'université de *Bâle* pour faire inoculer leurs enfans ou leurs neveux ; plusieurs célèbres docteurs protestans, Mrs. *Some*, *Dodridge*, *Chais* *** ont expressément traité ce point de morale, sur lequel leurs principes ne diffè-

* M. l'ab-bé Petroni.

** M. le comte de Stainville, aujourd'hui duc de Choiseul.

*** Voyez *Essai apolo-gétique de* M. Chais. La Haye, 1754; Paris, chez Triasson.

(a) Voyez la *Gazette littéraire* du 12 mars de cette année.

(b) Chez les frères *Pagliarini*.

rent des nôtres qu'en ce que la doctrine calviniste, fur la prédeftination, donne plus de prife à l'argument des fataliftes que celle des docteurs catholiques.

Les feules réponfes de M. *Chais*, dans fon *Effai apologétique*, à l'objection, que *fe faire inoculer, c'eft s'oppofer aux decrets de la providence*, fuffifent pour calmer l'inquiétude des confciences timorées & les plus fcrupuleufes. Il prouve très-bien que , *tenter Dieu*, dans le fens que donnent à cette expreffion les auteurs de l'objection, eft un mot vuide de fens. Faut-il, par refpect pour les decrets de la providence, imiter la conduite des Turcs, qui croiroient pécher en prenant la moindre précaution contre la pefte, quoiqu'ils aient fous les yeux l'exemple de tous les ambaffadeurs des princes chrétiens, qui s'en préfervent eux & leurs familles, en fe renfermant chez eux à la ville ou à la campagne, tant que dure la contagion? Encore les Turcs, ou du moins les plus éclairés, font-ils revenus de ce préjugé, plufieurs d'entre eux aujour-d'hui faifant inoculer leurs enfans. Nos théologiens font trop éclairés pour adopter une doctrine qui tendroit à faire un crime de l'ufage de tous les remèdes de précaution & même de toute efpèce de remède, La faignée , les purgatifs, les vomitifs , les véſicatoires, les cautères ſont-ils autre choſe que des maladies artificielles que la médecine emploie, ſoit pour prévenir, ſoit pour guérir les maladies naturelles ? Que fait de plus l'inoculation ? Mais c'eſt trop m'arrêter ſur une objection abandonnée , & dont ceux qui la renouvellent, ſentent eux-mêmes la foibleſſe.

Suppoſons pour un moment qu'on n'eût jamais pratiqué l'inoculation en France, qu'on n'en eût même jamais entendu parler ; & qu'un phyſicien , réfléchiſſant ſur ce qu'un arbre enté produit des fruits plus doux qu'un ſauvageon, s'aviſât d'en conclure, que le virus variolique , tranſplanté d'un corps humain dans un autre, produiroit une petite-vérole plus bénigne que la naturelle. Suppoſons encore qu'il eût trouvé quelqu'un aſſez complaiſant pour ſe ſoumettre volontairement à cette épreuve. Quelque louables que fuſſent les intentions du phyſicien , il eſt certain qu'en bonne police , il ne lui ſeroit pas permis d'expoſer la vie d'un citoyen ſur un raiſonnement de pure théorie, ou plutôt ſur une conjecture, qui n'auroit que l'analogie pour fondement ; à moins que la

faculté de médecine confultée, n'augu-
rât affez favorablement de l'expérience,
pour n'y point mettre oppofition. Cela
même ne fuffiroit pas ; &, dans un Etat
chrétien, il faudroit encore que la faculté de théologie, en conféquence du
fuccès préfumé par celle de médecine,
& dans la vue de l'utilité publique, dé-
clarât que l'expérience eft licite. Mais
quelle prodigieufe différence entre l'état
préfent des chofes & la fuppofition précédente ! La-réuffite de la première inoculation a plus prouvé que la théorie
la plus fubtile n'eut ofé conjecturer. L'expérience a depuis été répétée mille &
mille fois avec un tel fuccès, qu'il ne
meurt pas aujourd'hui plus d'inoculés,
& fouvent il en meurt moins, dans un
temps donné, qu'il ne meurt d'autres
hommes dans un même intervalle de
temps *. Tout fe réduit donc à la vérification des faits, fi quelqu'un ofoit dire
qu'ils euffent encore befoin d'être vé-
rifiés ; &, dans cette fupofition même,
il n'y auroit plus de queftion de médecine ; & tout fe reduiroit à une enquête
juridique ; mais cette enquête ne prouve-
rien de plus aux gens inftruits que ce
qu'ils fçavent déjà ; & n'ouvriroit pas
les yeux à ceux qui s'obftinent à les
fermer.

Quant à la question théologique, elle étoit déjà fort différente il y a quarante ans de ce qu'elle eût été dans la supposition que je viens de faire, où l'espérance du succès de l'opération n'eût été fondée que sur des conjectures. Dès 1723, temps où l'auteur de la lettre à M. *Dodard* consulta neuf docteurs de *Sorbonne*, on avoit pour garants des avantages de l'inoculation toutes les expériences faites au Levant & en Asie, certifiées par plusieurs témoins oculaires, la plûpart médecins ou chirurgiens, *Timoni*, *Pylarini*, le *Duc*, la *Motraye*, *Kennedi*, *Ladi Wortlei Montague*, *Maitland*, d'*Entrecolles*, * &c. Et deux ans de succès constans en Angleterre, surtout l'inoculation de la famille royale avoit déjà converti la présomption favorable en certitude morale. Aussi la proposition que faisoit l'auteur de la lettre de faire de nouveaux essais en France fut-elle approuvée par les neuf théologiens consultés. Mais depuis cette époque, où l'on ne comptoit qu'environ deux cents inoculés en Angleterre, jusqu'à nos jours où leur nombre monte à plus de deux cents mille dans les seuls états de la couronne britannique (a), combien la question

* Voyez Mm. de l'ac. es sc. 1754, 617, & iv. & 1758, 448.

(a) Le docteur *May*, dans son extrait de l'outhéologique

théologique n'a-t-elle pas changé de face ? Voyons à quoi elle se réduit.

On ne demanderoit pas s'il est permis d'inoculer, s'il étoit évidemment prouvé que jamais personne n'est mort de l'inoculation, comme quelques inoculateurs le prétendent; & alors la question théologique, fondée sur la supposition qu'en se faisant inoculer, on expose sa vie, n'existeroit plus. Mais sans rejetter, comme on le pourroit souvent, sur des causes étrangères les accidens très-rares qui suivent quelquefois l'opération, il est au moins certain, par l'expérience de seize à dix-sept ans dans l'hôpital de *Londres*, qu'on ne peut compter, à tout prendre, plus d'un mort sur trois cents quarante-trois inoculés. Tel est donc le risque auquel on s'expose en se soumettant à cette épreuve. Or, il faut nécessairement courir ce risque, ou celui d'attendre la petite-vérole des mains de la nature. Il n'y a pas de milieu : il ne reste plus que le choix. Voilà deux risques

vrage du docteur *Kirkpatrick* en 1724, *Journal britannique*, mars & avril 1754, p. 394, estime que les dix mille inoculations dont ce docteur fait mention, ne font pas la vingtième partie de toutes celles qu'on pouvoit compter alors dans les états de la couronne britannique. Il s'est passé dix ans depuis,

entre lesquels il faut opter. A quoi donc se réduit la question théologique ? *Est-il permis de se faire inoculer ?* A celle-ci, je le répéte : *Entre deux dangers, dont l'un est inévitable, Dieu permet-il de choisir le moindre ?* Je suis bien sûr que vous n'avez pas assez mauvaise opinion de nos docteurs, pour penser qu'il y ait entre eux deux manières de répondre à cette question. Du moins, ce ne seront pas eux qui répondront à l'argument précédent, que l'un des deux dangers n'est pas inévitable, puisqu'on peut n'avoir jamais la petite-vérole. Je rougis pour ceux qui m'ont fait plus d'une fois cette imbécile réponse, & qui ne peuvent ou ne veulent pas entendre qu'il n'y a pas de milieu entre attendre la petite-vérole, ou la prévenir ; & qu'il faut absolument choisir entre le danger de l'expectative & le danger de l'inoculation. Je laisse à qui voudra, le soin de les comparer, quelque déduction qu'ils veuillent faire pour la différence entre un danger prochain d'un sur plus de trois cens, & le danger, peut-être éloigné, d'un sur huit ; ce qu'il n'est pas temps d'examiner ici.

Si vous avez trouvé, monsieur, la moindre vraisemblance dans les raisons qui me font espérer que l'avis de la faculté de médecine ne fera pas contraire à l'ufage de la petite-vérole artificielle, à plus forte raifon jugerez-vous que fes partifans n'ont rien à craindre de l'avis de la faculté de théologie. Après tout, le fort de cette méthode en France ne dépend pas de l'opinion, quelle qu'elle foit, des deux facultés : c'eft à la cour du parlement, qui leur a demandé leurs avis, à prononcer définitivement fur l'objet la conteftation.

Il me refte à vous faire part de mes conjectures fur ce futur jugement défini-tif, & à vous rendre compte des ou-vrages, qui, depuis quelques mois, ont paru pour & contre l'inoculation. J'au-rai plus de matière qu'il n'en faut pour une troifième lettre, & peut-être pour une quatrième.

J'ai l'honneur d'être, &c.

A Étouilli près Ham, 1 février 1764.

AVIS AU LECTEUR.

L'auteur avoit cru devoir fufpendre la publica-tion de ces deux lettres, quoiqu'imprimées depuis plufieurs mois, pour ne les faire paroître qu'avec les deux autres qu'il promet ; mais la crainte que celles-ci ne deviennent inutiles (fi, comme on le dit, la faculté de médecine va délibérer) le détermine à les publier pendant que les deux autres font fous preffe, *ce 12 août 1764.*

FAUTES A CORRIGER.

LETTRE PREMIERE.

Page 9, dans la note (a), pag. 251 & suiv., lisez pag. 265, & tom. VII, pag. 69.

Page 16, ligne 21, aprè le point, suppléez le renvoi oublié (a) de la note qui est au bas de la page; & ligne dernière boëter, lisez boëtte.

Page 17, nommer personne qui ait, lisez nommer deux personnes qui aient.

LETTRE SECONDE.

Page 33, ligne 8, au lieu de ce titre,
Sur la défense provisoire de l'INOCULATION.
lisez
SUR L'AVIS DEMANDÉ PAR LE PARLEMENT AUX FACULTÉS DE MÉDECINE ET DE THÉOLOGIE, AU SUJET DE L'INOCULATION.

Page 39, ligne 11, dans ses Doutes., lisez par l'auteur des Doutes sur l'Inoculation, 1755.

Page 40, ligne 2, celle, lisez la réponse.

ligne 6, les réponses faites, lisez celles qu'on a faites.

Page 42, ligne 12, de France, ajoutez de Hollande.

Page 45, à la note, en marge, ajoutez M. Robert, & l'auteur anonime des Recherches sur quelques points d'Histoire de la Médecine, &

Ibid. ligne 20, de Bâle, ajoutez de Genève.

TROISIEME LETTRE

DE M. DE LA CONDAMINE,

A MONSIEUR

LE DOCTEUR MATY,

de la Société Royale de Londres, de l'Académie de Prusse, Garde de la Bibliothèque du Cabinet Britannique, &c.

SUR CE QU'ON DOIT ATTENDRE DE L'ARREST DÉFINITIF DU PARLEMENT, AU SUJET DE L'INOCULATION.

Paris, premier juin 1764.

JUSQU'ICI, monsieur, je ne vous ai fait part que de mes conjectures ; aujourd'hui j'ai quelque chose de plus à vous communiquer : c'est le résultat de l'assemblée des commissaires nommés par la faculté, pour examiner le pour & le contre de l'inoculation. Il y a trois mois que cette assemblée s'est tenue ; mais, quoique la Diète de la république hipocratique, qui se tient à *Paris*, ne soit guère moins orageuse que celle de la république de Pologne, le résultat des

F.

comités de la Faculté parvient plus lentement à la connoiſſance du public que les délibérations des nonces de *Varſovie*. Quoiqu'il en ſoit, chacun des douze commiſſaires a donné ſon avis particulier. *Tot capita, tot ſenſus.* Après bien des débats, il a fallu ſe réduire à deux opinions. Six d'entre eux concluent à prohiber en *France* la pratique de la petite-vérole artificielle; ſix à la permettre. Peu s'en eſt fallu que l'affirmative ne l'ait emporté. On ne s'attendoit pas à voir un des ſix plus anciens commiſſaires prendre la défenſe de l'inoculation, & l'un des ſix plus jeunes trahir ſa cauſe : je dis trahir, parce que celui-ci, dans une thèſe qu'il ſoutint en 1754, & que j'ai citée dans mon ſecond mémoire (*a*), s'étoit montré ſectateur ardent de la pratique de l'inſertion. Chargé de l'article des nouvelles littéraires du journal des ſçavans, il paroiſſoit, par ſes dernières annonces (*b*), être encore dans les mêmes principes. C'étoit à lui d'opiner (*c*) ; on

(*a*) *Mémoires de l'académie des ſciences pour* 1758, page 439.

(*b*) Article des *Nouvelles littéraires du journal des ſçavans*, février 1764.

(*c*) Dans les aſſemblées de la Faculté, les plus jeunes opinent les derniers : c'eſt le contraire dans les conſultations chez les malades.

s'attendoit que son suffrage, joint aux six autres déjà favorables à la nouvelle méthode, alloit emporter la balance, quand un ancien docteur, auquel il paroît s'être dévoué, l'un des plus décidés ant'-inoculistes (*depuis quelques années*), s'approcha de son oreille ; *Cynthius aurem vellit & admonuit.* Aux yeux d'un inspiré, tous les objets changent de face : le jeune docteur ne voit plus qu'un monstre dans l'inoculation ; il joint son suffrage aux cinq qui la proscrivent, & voilà les voix partagées. Son *Apollon*, pour faire cesser le partage, propose de prendre l'avis du doyen, présent à la délibération (a). C'étoit un ancien ami sur la voix duquel il comptoit, mais qui n'avoit pas droit de suffrage dans le comité, n'ayant pas été nommé commissaire : cependant personne ne réclame contre cette irrégularité : on prie unanimement le doyen d'opiner. La voix de sa conscience lui parle en ce moment plus haut que celle de l'amitié : il conclut en faveur de l'inoculation, & l'affirmative l'emporte d'une voix. Trompé dans son attente, le docteur opposant reste confondu : la gravité

(a) Le doyen est un membre de la faculté qu'on élit tous les deux ans pour présider aux assemblées.

de l'assemblée est interrompue par un éclat de rire : il tonne, il fulmine contre les rieurs ; enfin, il se calme, & dit gravement à l'assemblée que, toutes réflexions faites, la voix du doyen (qu'il avoit interpellé de dire son avis) ne doit pas être comptée ; puisqu'il n'est pas du nombre des commissaires élus. L'on rit encore, & l'on se rend une seconde fois : admirez la docilité des inoculistes. La voix du doyen n'est point comptée (a), & l'on convient que chacun des deux partis fera son rapport séparément à la faculté. M. de l'*Épine* est chargé de rédiger celui des opposans, M. *Antoine Petit*, de l'académie des sciences, celui des partisans de l'inoculation.

Vous voyez, monsieur, que jusqu'ici rien ne dément mes espérances, que l'avis de la faculté de médecine ne sera pas contraire à l'inoculation. Ce partage des voix des commissaires est déjà d'un bon augure, & j'avoue que je n'osois l'espérer : la partialité des commissaires opposans étoit connue du public par les déclamations journalières des uns contre la petite-vérole artificielle, soit en conversation, soit dans leurs lettres ; par les

(a) Le doyen a été depuis exclu des assemblées des commissaires.

leçons publiques des autres, ou par leurs écrits imprimés (*a*) ; par l'obſtination de tous à ne rien lire de ce qui combat leur prévention ; par le refus conſtant de preſque tous de ſe rendre témoins oculaires des effets d'une opération qu'aucun d'eux n'a pratiquée, & qu'ils ſont réſolus de blâmer ſans la connoître. Dans ces circonſtances, le partage des voix des commiſſaires étoit ce qui pouvoit arriver de plus heureux. Si l'un des deux ſentimens eût prévalu dans le comité, on auroit ſeulement ſçu de quel côté penchoit la balance, ſans ſçavoir le fondement de l'avis prépondérant, au lieu que les deux avis contraires vont être imprimés avec leurs motifs ; & c'eſt ce qui peut arriver de plus favorable pour la cauſe de l'inoculation.

Nous allons donc voir raſſemblé dans celui des oppoſans, tout ce qui peut être allégué de plus fort contre la petite-vérole artificielle ; car ils ont recueilli ſoigneuſement tout ce qu'ils ont pu raſſembler d'anecdotes & d'accidens arrivés aux inoculateurs : d'un autre côté, nous verrons, dans le rapport des docteurs

(*a*) Voyez *Doutes ſur l'inoculation. Paris*, 1756. *Traité des maladies des femmes. Paris*, 1761, Tom. IV, pag. 291 & ſuiv.

inoculiftes, les réponſes aux objections.

Sans doute, ils examineront d'abord ſi tous les accidens cités par leurs adverſaires ſont réels, ou ſi pluſieurs ne ſont pas controuvés, comme tant d'autres avancés & publiés hardiment, tant en Angleterre qu'en Hollande & en France, qui, depuis, ont été convaincus de faux. Quant aux faits allégués, qui pourront ſoutenir la vérification avant que de les admettre, il reſte à voir ſi c'eſt à l'opération même qu'ils doivent être imputés, ou s'ils n'ont pas une cauſe étrangère. Peut-on répondre que ſur un grand -nombre d'inoculés, ſur-tout dans un -temps d'épidémie, aucun n'ait déjà reſ-piré l'air contagieux, avant que de ſubir l'opération ? non, ſans doute : or, qu'en ce cas la petite-vérole ſoit confluente, ou mortelle, on en accuſera fauſſement l'inoculation. Ce cas n'a-t-il pas dû néceſſairement arriver plus d'une fois ? Il eſt donc évidemment vrai que pluſieurs morts ont été fauſſement attribués à la petite-vérole artificielle, & même de bonne foi ; ſans toutes celles qui lui ont été malignement imputées. Enfin, s'il eſt certain que l'on ne peut répondre pour un mois, ni même pour un moindre terme, de la vie de l'homme le plus fain & le plus robufte, il feroit auffi ridicule qu'injufte d'exiger que l'inoculé fût privilégié à cet égard.

Toutes ces déductions faites, s'il refte quelque cas où l'on ne voie d'autre caufe de mort que l'inoculation, on fçait qu'une exception rare, contredite par une infinité d'exemples contraires, confirme la règle, loin de la détruire. Si l'on faifoit fur l'ufage journalier de tous les médicamens ufités, & de toutes les opérations chirurgicales, des recherches auffi fcrupuleufes qu'on en a fait fur les accidens dont on charge la nouvelle méthode, & fi l'humeur & la prévention s'en mêloient, on ne manqueroit pas de prétextes fpécieux pour profcrire l'ufage du mercure, du quinquina, des purgatifs, des vomitifs, de la faignée même.

Quoiqu'il en foit, preuves, objections, réponfes, tout feradifcuté contradictoirement dans les deux rapports imprimés des deux commiffaires. Ceux de nos médecins, qui n'ont pas encore examiné la queftion, & c'eft, fans contredit, le plus grand nombre, feront plus engagés que jamais à s'en occuper férieufement, ce dont peut-être ils euffent cru pouvoir fe difpenfer, fi tous les commiffaires euffent été d'un même avis. Quelques-uns de ceux qui vont s'inftruire, écriront probablement pour ou contre, & le feront avec plus de connoiffance de la matière, que plufieurs de leurs confrères n'ont fait depuis fix ou huit mois; le public & les juges en feront d'autant plus inftruits, & la caufe de l'inoculation ne peut qu'y gagner.

Je reprends ma lettre, monfieur, après une longue interruption caufée par des affaires indifpenfables.

Le 10 juillet 1764.

J'entends dire en ce moment même que les deux rapports ne feront imprimés, qu'après que la faculté de médecine affemblée aura donné fon dernier avis. Ce ne font fûrement pas les amis de ce corps qui répandent ce bruit; les deux rapports ne fçauroient être trop-tôt publiés : c'eft le feul moyen de les rendre utiles. Ils préfenteront le même objet fous différens point de vûe, & par-là mettront les membres de la faculté, qui n'ont pas été nommés commiffaires, en état de former leur avis avec pleine connoiffance de caufe, fur le vû des deux plaidoyers contraires, & des pièces citées dans l'un & dans l'autre. Ceux qui répugnent à cette communication renoncent-ils à éclairer leurs confrères ? prétendent-ils les entraîner fur leurs pas comme des aveugles, & subjuguer par le poids de leur suffrage non motivé, ceux qui n'ont pas encore eu le loisir, ou les moyens de s'instruire à fond du sujet de la contestation ? des six commissaires favorables à la nouvelle methode, il y en a quatre que je n'ai pas l'honneur de connoître, même de vûe; à peine j'ai parlé quatre ou cinq fois en ma vie aux deux autres, pendant quelques instans, quoique l'un d'eux soit mon confrère à l'académie des sciences: je répondrois bien cependant qu'aucun des six ne s'oppose à l'impression préliminaire des deux rapports. Quiconque opine à les tenir secrets craint sans doute que le public ne soit instruit, & non seulement donne mauvaise opinion de sa cause, mais laisse voir que lui-même en sent la foiblesse. Si les opposans sont de bonne foi, comme je le soupçonne, ils seront les premiers à desirer *que la lumière se fasse*; elle se fera donc, & nous la verrons naître du choc des opinions contraires. Les faits contradictoirement discutés serviront de fondement aux avis des facultés de médecine & de théologie; & ces avis quels qu'ils soient, seront soumis à l'examen du tribunal qui doit prononcer définitivement sur cette contestation. Ceci me ramène au premier objet que je me suis proposé dans cette lettre, à vous faire part de mes réflexions sur ce qu'on peut attendre du jugement qui doit décider du sort de l'inoculation en France, du moins pour le moment présent.

Je crois avoir prouvé que dans l'état actuel des choses, la question *si l'inoculation est utile & salutaire*, n'appartient plus à la théorie ; qu'elle dépend uniquement de la vérification des faits, & conséquemment qu'elle n'est plus une question de médecine. J'ai fait voir que l'ancienne question morale & théologique, *s'il est permis en conscience de se faire inoculer ?* question résolue affirmativement dès 1723 par neuf docteurs de sorbonne consultés, & depuis par un grand nombre d'autres docteurs catholiques & protestans, françois & étrangers, n'en est plus une aujourd'hui ; puisqu'il n'y a plus deux manières d'y répondre depuis que cette décision est munie du sceau de quarante-trois ans d'expérience en Angleterre, de quarante-un à *Hanovre*, de quatorze en Italie, de treize à *Genève*, de douze en Suisse, de dix en *Dannemarck*, de neuf en Suède & en France, &c. Faut-il donc que je répete qu'il n'y a point de milieu entre attendre

la petite-vérole des mains de la nature ;
& la prévenir par l'inoculation , & que le
risque de mort est évidemment plus grand
dans le premier cas que dans le second ?
que par conséquent la question se réduit
à sçavoir , *s'il est permis entre deux dan-*
gers , dont l'un est inévitable , de choisir
le moindre ? cette question peut-elle être
proposée sérieusement , & ne seroit-on
pas mieux fondé à demander si dans
la nécessité d'opter , on peut se dispenser de prendre le parti le plus sûr , & celui que la prudence conseille ?

Mais quoiqu'il en soit de la nature de la
question présente, & sous quelque point de
vûe qu'on l'envisage, on ne peut nier qu'il
n'appartienne exclusivement à la cour du
Parlement de juger en dernier ressort de
tout ce qui concerne l'ordre public , & le
bien commun des citoyens , & par conséquent de la pratique de l'inoculation.
C'est à ce tribunal que les objections contre cette pratique & les réponses aux objections seront pesées au poids du sanc-
tuaire : non par ce public frivole & su-
perficiel , qui se passionne & se réfroi-
dit tour-à-tour pour le même objet, suivant la dernière impression qu'il reçoit,
comme les flots de la mer se soulevent,
& s'appaisent au gré des vents qui se suc-

cédent ; mais par des juges accoûtumés à porter le flambeau, tantôt dans les ténèbres, où la fraude plonge souvent la vérité ; tantôt dans les détours obscurs du labyrinthe, ou plus souvent encore la chicanne l'égare.

Ce ne sont ni les préjugés populaires, ni les bruits publics, c'est l'examen attentif des faits, ce sont les preuves en un mot, qui, dans le silence du cabinet, déterminent un juge intègre, & qui souvent même le font revenir des premieres impressions qu'il peut avoir reçues, avant que de se livrer à cet examen.

Il faudroit que la cause de l'inoculation fût bien mal défendue en 1764, pour ne pas triompher devant des juges éclairés, & non prévenus; sur-tout, quand pour les instruire, il suffit d'exposer des faits publics, notoires, qui se passent journellement au grand jour, à la vue de mille & mille témoins, dont il ne tient qu'à chacun de nous d'augmenter le nombre : faits avoués, reconnus par tous les maîtres de l'art, dans les lieux où les expériences se sont le plus multipliées; faits enfin dont un petit nombre d'exceptions, fussent elles bien prouvées, ne permettent pas d'éluder les conséquences. C'est aux commissaires de la faculté, qui

reconnoissent

reconnoissent les avantages de la petite vérole artificielle, à déchirer le bandeau qui couvre encore les yeux d'une partie de la nation. Il est de leur devoir de rendre évidente au tribunal qui doit prononcer, la vérité dont ils se sont convaincus par leur examen. Ils ont sur leurs confrères, en supposant de part & d'autre égalité de lumières & de bonne-foi, l'avantage de s'être mis au-dessus d'un préjugé difficile à vaincre, & de n'en avoir pu triompher qu'en sacrifiant leur intérêt personnel à des motifs honnêtes, tels que l'amour de l'humanité.

Ce seroit revenir sur un point déjà traité dans ma précédente lettre, que d'insister sur les motifs qui donnent lieu d'espérer que les décrets qu'on attend des facultés de médecine & de théologie, ne seront pas contraires à l'inoculation.

Il s'agit maintenant de ce qu'on doit attendre du jugement en dernier ressort. Encore une fois, les avis préliminaires demandés aux deux facultés, ne sont que consultatifs : le droit de prononcer reste tout entier au parlement. Ce tribunal impartial jugera d'après ses propres lumières. Il sçauroit s'élever, s'il le falloit, au-dessus des préjugés de profession & d'intérêt personnel ; mais il n'est pas même à craindre, dans le cas présent, que ces motifs puissent élever le moindre nuage qui nuise à la cause de l'inoculation. L'équité seule & le zèle du bien public présideront au jugement des pères de la patrie, sur un point d'où dépend la conservation annuelle de trente mille sujets à l'état, sans compter leur postérité.

J'apperçois une différence totale entre les circonstances présentes, & celles où se trouvèrent les mêmes juges, il y a deux siècles, quand ils eurent à prononcer sur l'usage intérieur de l'antimoine. Ce minéral étoit un poison, de l'aveu même de ceux qui l'employoient : ils prétendoient seulement avoir l'art de l'adoucir, & d'en faire un remède salutaire. La faculté de médecine soutenoit au contraire qu'aucun art ne pouvoit en corriger la qualité pernicieuse. Or, qui pouvoit mieux juger de la nature d'un poison que des docteurs en chimie ? Quels autres pouvoit-on consulter ? L'opinion d'un petit nombre d'empiriques, sans aveu, pouvoit-elle balancer l'avis presque unanime d'un corps de docteurs ? On ne peut dire que cet avis fût l'effet d'une brigue & d'une cabale passagère : soixante & dix ans après le décret prononcé, le fameux *Guy-Patin*, dans ses lettres, disoit encore, en parlant de l'antimoine, *Nullâ arte castigandus est.*

Le parlement ne put donc se dispenser dans le temps, de donner force de loi, par son arrêt, au décret de la faculté : la vie des citoyens y paroissoit intéressée. Malgré toutes ces apparences, ce décret, au bout d'un siècle, fut rétracté par la faculté même, & ce fut à la sollicitation de ce corps que le parlement réforma son arrêt. Le cas présent de l'inoculation est assurément bien différent. Une grande partie des plus célèbres médecins de l'Europe en recommande l'usage, & quarante ans d'expérience dans la Grande-Bretagne, & dans les colonies angloises ont réuni tous les suffrages en sa faveur, après trente ans de débats & de contradictions.

Si l'antimoine paroissoit aujourd'hui pour la première fois sur la scène, notre faculté de médecine, beaucoup plus éclairée qu'elle ne l'étoit il y a deux siècles, & guidée par une physique plus saine, ne le proscriroit pas sans restriction, tout poison qu'il est ; tandis qu'elle reconnoît que le sublimé corrosif, le plus actif de tous les poisons, peut, entre les mains d'un médecin habile, devenir un remède salutaire : à plus forte raison ne condamnera-t-elle pas celui de tous les remèdes connus, dont le succès est le plus infaillible. Quel autre que l'inoculation a le privilège de ne perdre qu'un malade sur trois cens quarante (*), dont cinquante étoient autant de victimes dévouées à la mort, & beaucoup plus à se voir mutilées, ou défigurées ?

Il n'y a donc pas la moindre apparence, je le répète, que la faculté de médecine de *Paris*, dans les circonstances présentes, rende un decret contre l'inoculation. Mais parlons dans la supposition, contre toute vraisemblance, que le corps entier de la faculté se laissât entraîner à l'avis du petit nombre de ceux, à qui le risque de mort d'un malade sur trois cens quarante, ne paroît pas compensé par le salut assuré de tous les autres; je dis que dans ce cas même, que je juge impossible, une foule de considérations plus frappantes les unes que les autres se présenteroient, & n'échapperoient point aux juges éclairés qui doivent prononcer sur le sort de l'inoculation en France.

1º. Ils n'oublieront point que, mal-

(*) Ce nombre est celui qui résulte des listes publiques des inoculations pratiquées dans l'hôpital de la petite-vérole à *Londres*, depuis 1746.

gré la partialité connue de plusieurs des commissaires de la faculté, prévenus contre la nouvelle méthode, six de douze l'ont admise; que le doyen de la faculté avoit joint son suffrage aux leurs, & que si sa voix, qu'on l'avoit invité à donner, eût été comptée, comme la décence le requéroit, l'affirmative l'eût emporté.

2°. Les juges auront présent que, d'environ cent quarante docteurs dont la faculté de *Paris* est composée, il n'en est peut-être pas six qui se soient chargés de diriger & de conduire une petite - vérole artificielle; que tous ceux qui sont dans ce cas, déclarent qu'ils n'en ont éprouvé que d'heureux succès (a), tandis que ceux qui la désapprouvent, ne la con-

(a) Il est digne de remarque que le docteur *Cantwel*, mort depuis que ceci est écrit, le premier de la faculté de *Paris* depuis M. *Hecquet*, qui se soit déclaré contre l'inoculation en 1755, & le seul alors qui l'eût pratiquée, assure dans ses écrits *qu'elle lui a toujours singulièrement bien réussi*. On ne sçauroit assez répéter qu'il n'a changé d'avis que sur des oui-dires, sur des allégations que lui-même sçavoit fausses. (Voy. *lettre de M. Cantwel à M. Fréron. Année Littéraire*, 1756, tom. 1er, pag. 71, *Mém. de l'Académie des Sciences*, 1758, pag. 451), & que la plupart des faits qu'il allègue, à la source desquels on a pu remonter, ont été convaincus de faux. Voy. *J. Brit.* nov. & déc. 1755. *J. Étrang.* fév. 1756.

noissent que par oui-dire, sur des rap‑
ports vagues & justement suspects de
partialité.

3°. La faculté ne peut, sans se man‑
quer de respect à elle-même, négliger
de prendre en considération le rapport
public, d'un de ses membres, autorisé
par le gouvernement, à faire en 1755,
le voyage de *Londres*, uniquement pour
s'instruire de la pratique de l'insertion (a);
lequel, après avoir suivi pendant trois
mois le cours de deux cens cinquante‑
deux opérations, en a fait un rapport
public dans tous les journaux littérai‑
res (b), de la manière la plus avanta‑
geuse. Ce témoignage rendu depuis neuf
ans sans contradiction, à la face de
l'Europe, par le seul membre de la fa‑
culté, qui se soit mis à portée de s'ins‑
truire à fond par ses yeux du pour & du
contre de cette méthode, subsiste dans
toute sa force, tant qu'il ne sera pas dé‑
truit, ou du moins infirmé par quelque
témoignage équivalent & public.

4°. Après la déclaration qu'a faite la

(a) M. *Hosty*, docteur, régent de la faculté.
(b) *Mercure de France*, août 1755, pag.
163. *Journal de Verdun*, même mois; *Année
littéraire*, 1755, tome IV, pag. 248. *Journal
de médecine*, Rec. de pièces. *La Haye*, 1755

faculté de médecine de *Paris*, qu'elle alloit consulter sur la question, dont elle est actuellement occupée, les plus célèbres universités de l'Europe, elle est comptable au public des réponses qu'elle doit avoir reçues de toutes parts. On n'en connoît jusqu'aujourd'hui qu'une seule adressée à M. *Belletête*, doyen actuel de la faculté de *Paris*, par le docteur *Patrik-Clair*, datée de *Cork* en Irlande, ville célèbre par les nombreux accidens arrivés aux inoculateurs, si l'on en croit les ennemis de cette méthode ; mais dont ce docteur, qui pratique la médecine en cette ville, paroît n'avoir pas eu connoissance. Encore n'est-ce que par la traduction d'un écrit périodique de *Londres*, traduit dans notre gazette littéraire (*a*), que la lettre de ce docteur est connue. Le public est en droit d'attendre d'autres nouvelles, & de plus détaillées, de toutes les sources où la faculté de *Paris* a puisé. *Oxford*, *Cambridge*, *Edimbourg*, *Dublin*, &c. les Colonies Angloises sont sans doute les endroits d'où l'on peut tirer de plus amples éclaircissemens, puisque ce sont ceux où la pratique de l'inoculation, plus anciennement établie, a fait les plus grands progrès. Si ces éclair-

(*a*) Voyez *Gazette littéraire*, 30 mai 1764.

cissemens ne sont pas communiqués au public, on y suppléera par le decret du collége des médecins de *Londres* (a). Si la faculté de *Paris* n'y oppose rien qui puisse le balancer, & la chose paroît difficile, il seroit contraire à l'honneur de ce corps, comme à la dignité de la profession de médecin, indécent même & tendant à détruire le fondement de toute foi humaine, de passer sous silence & de paroître regarder comme suspect le suffrage d'un collége de médecine qui comprend l'élite des plus célèbres universités des trois royaumes britanniques; suffrage dicté par l'amour de l'humanité, rendu public d'office en 1755. pour détruire les impressions que pouvoient avoir laissé des bruits faux & malignement répandus.

5°. Il y a plus d'un an que l'arrêt provisoire du parlement, par lequel il est enjoint à la faculté de médecine de *donner son avis précis sur le fait de l'inoculation,* est rendu. Ce terme est plus que suffisant pour l'instruction de ceux de ce corps qui n'avoient encore rien lû des ouvrages publiés sur cette matière. Si, pour l'étudier, ils croient devoir attendre la publi-

(a) Voyez *Oratio Harveiana, Année littéraire* 1756, tome II. p. 102.

çation des deux rapports contradictoires, cette publication en devient d'autant plus néceſſaire ; & il eſt d'autant plus
étonnant que ces piéces n'aient pas encore
vu le jour. Je différe depuis trois mois
de livrer à l'impreſſion cette lettre,
dans l'attente où je ſuis d'un jour à l'autre, de voir paroître ces deux rapports.
Ce long délai me fait craindre qu'il n'y
ait en effet de l'oppoſition à leur publication de la part des ant'-inoculiſtes ; &
j'avoue que je ſuis tenté d'adopter une
conjecture qui ſe préſente tout naturellement : c'eſt que les oppoſans voyant que
l'inoculation gagne journellement malgré leurs efforts & leurs déclamations,
il ne leur reſte à prendre d'autre parti
que d'attendre du hazard, & d'épier dans
la multitude des opérations quelqu'accident réel, ou ſuppoſé, qui puiſſe ſervir
de prétexte à renouveller leurs clameurs,
& ſoulever le public en prêtant de nouvelles armes au préjugé, comme ils ont
fait tant de fois en Angleterre, en Hollande, en Italie & en France même,

6°. On ne peut ſuppoſer que les plus
prévenus d'entr'eux s'aveuglent au point
de ſe flatter que le parlement ne laiſſera
pas aux citoyens la liberté de prévenir le
danger de mort dont eſt menacé quia

conque n'a pas payé le tribut à la petite
vérole, en prenant une précaution pratiquée avec succès depuis un grand nombre d'années chez des nations éclairées
& voisines, approuvée par un grand
nombre des plus sçavans, & des plus célebres médecins de l'Europe, qui l'ont
prise pour leurs enfans ; déclarée utile
& salutaire au genre humain par un
collège entier de médecine, composé de
membres des plus célebres universités ;
adoptée enfin sous la direction des maîtres de l'art par des souverains & des héritiers présomptifs de couronne (a). On
pourroit prouver par les ouvrages même
de ceux que d'anciens préjugés, des motifs
ou des intérêts particuliers, soulèvent contre la petite-vérole artificielle, que leurs
prétentions se réduisent à en restreindre
l'usage ; tout leur but paroît être d'obtenir
que l'arrêt provisoire qui relègue l'inoculation hors de l'enceinte des villes, sous
prétexte du danger de la contagion, soit
confirmé par l'arrêt définitif.

Cette objection récemment renou-
vellée avec tant d'exagération vient
d'être réfutée si solidement dans un ouvrage qui est entre les mains de tout le

____

(a) Voyez *Lettre précédente*, page 49.

monde *, que je me borne à une seule réflexion. C'est que si tout ce qu'ont allégué sur ce point les ennemis irréconciliables de la nouvelle méthode, prouve quelque chose, c'est tout au plus qu'on ne prend pas assez de précautions à *Paris*, contre le danger de la communication de la petite-vérole naturelle. C'est à la prudence de la cour d'en juger & d'y mettre ordre si la chose lui paroît digne d'attention ; mais il saute aux yeux qu'il y a moins de précautions à prendre contre une petite-vérole beaucoup plus légere & plus bénigne, toujours annoncée & prévue, que contre une petite-vérole plus abondante, plus maligne, souvent mor-

* *Reflexions sur les préjugés qui s'opposent au progrès de l'inoculation*, par M. *Gatti*, *médecin consultant du roi, & professeur de médecine en l'Université de Pise*. Ce docteur, depuis la liste qu'il a publiée de plus de cent inoculations, faites par lui dans cette capitale, avant l'arrêt provisoire, a continué depuis d'opérer avec le même succès dans les limites prescrites. Il a entr'autres inoculé madame la marquise de *Voyer*, d'une complexion fort délicate, qui, mariée depuis environ quinze ans, n'avoit point eu d'enfans, & qui vient d'accoucher très-heureusement, ce qui prouve au moins que sa santé est devenue meilleure ; il vient d'inoculer tout récemment M.: la du.: de *Choiseul*, dont la santé paroît aussi s'être fortifiée : & plus récemment encore deux princesses de la maison de Lorraine, filles de madame la comtesse de *Brioñe*.

telle , & toujours inopinée ; & cela quand on les supposeroit l'une & l'autre également contagieuses. Si donc il eſt vrai, comme on peut l'aſſurer ſur le té-moignage non ſuſpect d'un des plus ardens ant'-inoculiſtes (*a*), qu'il n'y a point d'exemple, depuis plus de 30 ans à l'hôtel-Dieu, que la petite-vérole naturel-le ſe communique d'une ſalle à l'autre, ſans autre précaution que de placer les vario-leux dans une ſalle haute, à l'une des extré-mités du bâtiment de l'hôpital ; n'eſt-il pas évident qu'à plus forte raiſon ce ſe-roit une précaution plus que ſuffiſante pour prévenir la contagion de la petite-vérole artificielle, que d'ordonner que dans ces maiſons habitées par le peuple, ou chaque étage eſt rempli par pluſieurs ménages, l'inoculation ne puiſſe ſe prati-quer qu'en l'étage ſupérieur ſans exiger que l'inoculé ſoit tranſporté hors de l'en-ceinte des fauxbourgs : condition qui non ſeulement rendroit l'inoculation impra-ticable au peuple, & aux gens mal aiſés, qui, dans l'état moyen, ſont ſans contre-dit le plus grand nombre ; mais condition qu'il n'eſt pas même poſſible de remplir ſans danger de la vie, à l'égard de la

(*a*) Voyez *l'Inoculation renvoyée à Londres*, page 89.

petite-vérole naturelle qui surprend au moment qu'on y pense le moins. Quant aux particuliers aisés, qui logent seuls dans leurs maisons, ou dans des appartemens izolés sans communication, il ne paroît pas qu'il y ait de nouvelles précautions à prendre. Mais ne prévenons point la sagesse des dispositions d'un tribunal qui sçaura distinguer ce que dictent la passion & le préjugé, de ce qu'exigent l'utilité publique, la sûreté, la commodité, l'honnête liberté des citoyens. Nous n'avons point à craindre de voir établir, par les protecteurs de notre liberté naturelle, une espèce d'inquisition dont l'auteur que je viens de citer prouve que les règlemens faciles à éluder, ou d'une exécution impossible, sembleroient compter pour rien le peuple, cette partie précieuse de l'état; en ne permettant qu'aux riches de profiter des avantages de l'inoculation.

7°. La cour, en examinant l'histoire des faits, ne peut manquer d'être frappée de voir qu'on ne propose contre la petite-vérole artificielle, que les mêmes objections qu'on a faites il y a plus de quarante ans à *Londres*. Tout ce qu'ont opposé depuis ce temps les ant'-inoculistes n'est qu'une répétition de ce qu'on trouve dans la lettre du docteur *Wagraffe*

au docteur *Freind* en 1722, à laquelle
le docteur *Arbuthnott* répondit victorieu-
sement, & que l'expérience a depuis encore plus solidement réfutée, ne fut-ce
que sur l'objection la plus spécie se de
toutes, qu'*il étoit possible que l'insertion
de la petite-vérole communiquât en même temps les écrouelles, le mal vénérien,*
&c. On n'y pouvoit répondre alors que
par des raisonnemens théoriques, ou en
recommandant de grandes précautions
sur le choix de la matière. L'expérience
a depuis prouvé que cette crainte n'avoit
aucun fondement (*a*); & l'on ne cesse
de répéter l'objection en dissimulant les
réponses. Il y a plus; on renouvelle
jusqu'aux objections contradictoires, &
qui se détruisent mutuellement. Qui
pourroit croire que l'un des docteurs,
qui donna lors de l'arrêt provisoire du
10 juin 1763, & qui donne encore aujourd'hui le plus de crédit à l'objection
prise du danger de la propagation de la
petite-vérole naturelle, par le moyen de
l'inoculée, met en doute dans ses leçons
publiques, & dans ses écrits imprimés que
la petite-vérole inoculée soit une vraie

(*a*) Voyez *The Analisis of inoculation by J.
Kirpatrick, London* 1754, p. 140. *Jour. Brit.*
avr. 1754, p. 103. Rapport déja cité de M. *Hosty.*

petite - vérole , & que son pus puisse servir à la communiquer (*a*).

8°. Il n'est pas possible que les juges ne soient indignés de voir que les calomnies les plus impudentes ne coutent rien à certains adversaires de la petite-vérole artificielle. On a dit & imprimé que sa majesté Prussienne avoit défendu l'inoculation dans ses états sous de grièves peines, & mis à l'amende les inoculés & les inoculateurs. Le bruit répandu, par une feuille périodique intitulée *la gazette d'Epidaure*, il y a environ trois ans, qu'un médecin de *Clermont* en Auvergne étoit mort de douleur d'avoir perdu son fils par l'inoculation, a détourné plusieurs particuliers de *Milan* de la résolution qu'ils avoient prise de faire inoculer leurs enfans. Le fait étoit controuvé. Jamais l'inoculation n'a été pratiquée à *Clermont* Le jeune homme en question étoit mort de la petite-vérole naturelle. Mais la rétractation solemnelle de l'auteur de la *gazette d'Epidaure* n'a pas détruit à *Milan* la première impression de la fausse nouvelle. L'auteur anonyme d'une brochure qui parut il y a quelques mois sous le titre de l'*Inoculation terrassée par le bon sens*, a

(*a*) Voyez *le Traité des maladies des femmes grosses*, Paris 1761, tome IV , pag. 294 & suiv.

le front d'avancer que monseigneur le
duc de *Chartres* a eu la petite-vérole naturelle six mois après son inoculation.
Cette imposture a été regardée avec mépris. Tout *Paris* est témoin du contraire ;
mais, dans les provinces, dans les païs
étrangers & à *Paris* même, dans la suite
des temps, pourra-t-on se persuader, que
ce fait imprimé sous les yeux de la cour
& de la ville, dans une brochure qui s'est
vendue publiquement, soit une insigne
fausseté ? J'ai ordre de S. A. S. de la démentir hautement en son nom, & j'aurois
dû le faire plutôt. Après un pareil exemple d'effronterie & de mauvaise-foi, il
seroit superflu d'en ajouter d'autres.

Voilà, monsieur, les raisons qui, malgré mon zèle pour la propagation de la
nouvelle méthode, me font attendre sans
inquiétude l'arrêt définitif du Parlement,
dont je ne redoute rien de contraire à
l'usage libre & prudent de l'inoculation.
Cette cour ne rendra pas un arrêt qu'elle
sentira bien qu'il faudroit rétracter tôt ou
tard. Le changement d'opinion des médecins est bien plus facile à prévoir qu'il ne
l'étoit à l'égard de l'antimoine ; & ce qui
s'est passé à *Londres* peut fournir un pro-
nostic sûr pour *Paris*. La plupart des médecins anglois combattirent l'inoculation

tion, il y a quarante ans : il n'y en a pas un qui ne l'adopte aujourd'hui. La même chose arrivera parmi nous.

Mais, quelque favorable que puisse être à cet égard la décision de la cour, je ne prévois pas que la France recueille de long-temps les fruits qu'elle pourroit se promettre de cette heureuse invention. Je vois que vous avez à *Londres* un hôpital pour les inoculés, où les gens du peuple s'empressent d'être admis. Rien ne fait plus d'honneur à la nation angloise qu'un pareil établissement, également ouvert, aux pauvres qui font surpris de la petite-vérole naturelle, comme à ceux qui veulent s'en préserver. Chaque jour il reçoit de nouveaux accroissemens par les libéralités continuelles de gens riches, & passionnés pour le bien public. J'ai moi-même été témoin du bon ordre qu'on y remarque, de la propreté, de la célérité, &, s'il est permis d'employer ici ce terme, de l'élégance avec laquelle s'y pratique l'opération de l'insertion, toutes les six semaines, sur cinquante personnes de l'un & de l'autre sexe alternativement. Malgré tout cela, vous savez que cet établissement ne peut être utile annuellement, quant à l'inoculation, qu'à quatre cens perſonnes de la claſſe inférieure des citoyens. Les places & les fonds manquent pour en admettre un plus grand nombre. Nous ſommes encore bien loin en France d'être auſſi avancés.

La fondation de la plupart de nos hôpitaux eſt due à la libéralité de nos rois, &, dans quelques villes, à la prévoyance des magiſtrats municipaux. Les revenus de ces maiſons ont été prodigieuſement augmentés, & ſont encore journellement accrus par des legs pieux. Parmi le grand nombre d'hôpitaux de la capitale, il en eſt un qui porte le nom de *ſaint Louis*, ſon fondateur ; particulièrement deſtiné aux maladies contagieuſes, heureuſement rares dans cette capitale. Il eſt très vaſte, diſtribué avec beaucoup d'art, & tant par ſa conſtruction que par ſa ſituation dans un fauxbourg, il ſemble beaucoup plus propre au traitement de ces ſortes de maladies, ſurtout de la petite-vérole, la plus commune de toutes, que l'hôtel-dieu, beaucoup plus reſſerré & placé dans le centre de la ville. On a déja propoſé plus d'une fois, de donner cette deſtination, quant à ſon uſage ordinaire à l'hôpital *S. Louis* : on y pourroit réſerver un corps de logis pour y pratiquer l'inoculation ſur les pauvres,

& par ce moyen prévenir les funeſtes effets d'une maladie, qui tous les ans, dans la capitale ſeule, attaque plus de dix mille citoyens. Quand la ſureté, l'utilité, la ſalubrité de la petite-vérole artificielle ſeront généralement reconnues, on ne peut douter que les revenus d'un pareil hôpital n'augmentent autant & peut-être avec plus de rapidité que ceux de l'hôpital de *Londres*: mais il faudroit commencer par guérir le peuple des préjugés, que ſemblent vouloir entretenir ceux qui ſeroient les plus propres à les combattre. Au-lieu d'effrayer les ſimples, en leur criant que recourir à l'inoculation, c'eſt *tenter la provid nce*, expreſſion myſtique, abuſivement employée, à laquelle on ne peut, dans le cas préſent, attacher aucun ſens raiſonnable (*a*), il faudroit leur répéter, juſqu'à ce qu'ils l'euſſent compris, que de plus de dix mille perſonnes qui ſont annuellement attaquées de la petite-vérole à *Paris*, il en meurt environ quinze cent; & que leur ſauver la vie par l'inoculation, au riſque d'en perdre trente, eſt non ſeulement un acte d'humanité, mais de charité chrétienne. Après tant de dé-

(*a*) Voyez l'*Eſſai apologétique de M. Chais*, la Haye 1754, page 77.

cifions théologiques, propres à raſſurer les conſciences les plus ſcrupuleuſes de ceux, qui, ſourds à la voix de l'évidence, ne connoiſſent que celle de l'autorité; on ne peut plus ſe diſſimuler qu'il n'y a que la mauvaiſe foi, l'ignorance ou l'aveuglement, qui puiſſent employer les armes de la religion, pour combattre une pratique, dont l'uſage pourroit évidemment conſerver tous les ans trente mille ſujets à l'Etat.

Je m'apperçois un peu tard, monſieur, que je me laiſſe entraîner à l'abondance de la matière & par les réflexions qui ſe préſentent en foule. J'ai plus d'une fois oublié, dans le cours de ma lettre, que je parlois à quelqu'un à qui je ne puis apprendre, ſur le ſujet que je traite, que ce qui ſe paſſe de nouveau parmi nous. Je me ſuis ſeulement ſouvenu que mon deſſein étoit de rendre ces lettres publiques en faveur de ceux de mes compatriotes, qui ne ſe laſſent point de voir éclaircir des vérités, que la paſſion, & peut-être un intérêt mal entendu, ne ſe laſſent point d'embrouiller. Il me reſte, Monſieur, pour acquitter ma promeſſe, à vous donner une idée des différens écrits publiés pour & contre l'innoculation, depuis l'arrêt proviſoire du 10 juin 1763. J'ai de la matière pour une 4me. lettre.

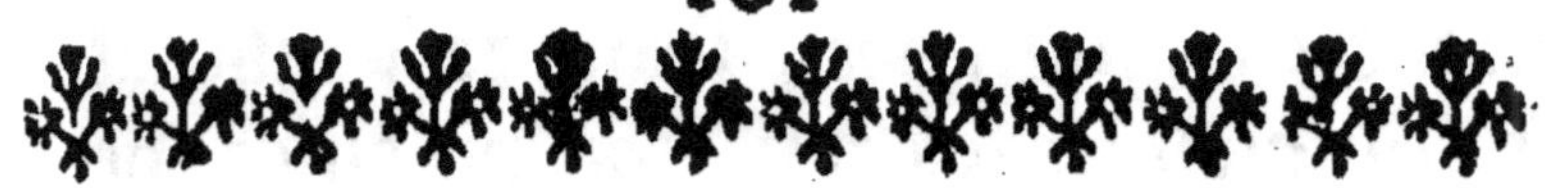

QUATRIEME LETTRE

DE M. DE LA CONDAMINE,

A MONSIEUR

LE DOCTEUR MATY,

de la Société Royale de Londres, de l'Académie de Prusse, Garde de la Bibliothèque du Cabinet Britannique, &c.

SUR LES OUVRAGES POUR ET CONTRE L'INOCULATION, QUI ONT PARU DEPUIS L'ARREST DU 10 JUIN 1763.

Paris, 15 Août 1764.

ON ÉTOIT las en ce péis-ci, monſieur, d'entendre parler d'inoculation ; mais les opérations ſe multiplioient, tant dans nos provinces méridionales qu'à *Paris*, & ſur-tout depuis l'arrivée de M. *Gatti*, lorſque la durée de l'épidémie de 1762, fournit un prétexte ſpécieux aux clameurs des ant'-inoculiſtes, comme je vous l'ai marqué dans ma premiere lettre, & donna lieu à l'arrêt du 10 juin 1763, par lequel il eſt défendu, *provizonnellement*, de pratiquer l'inoculation

I

dans l'enceinte des villes. Depuis ce temps le zèle des partifans & des adverfaires de la petite-vérole artificielle femble s'être ranimé ; &, dans le cours de huit à neuf mois , les écrits pour & contre fe font fuccédés rapidement. Je n'entreprendrai pas de vous les faire tous connoître, plufieurs ne font point parvenus jufqu'à moi, & tous ne méritent pas qu'on en faffe mention. Je vous en donnerai du moins les titres ; ainfi que la notice de ceux dont j'ai eu connoiffance ; & je fuivrai , autant qu'il me fera poffible, l'ordre des temps où ils ont paru. L'ufage de marquer l'année de l'impreffion a commencé dans un temps où l'on imprimoit moins de livres en un an , qu'à préfent en un mois ; & l'on devroit aujourd'hui marquer le mois de l'impreffion comme on marquoit autrefois l'année.

Voici les Ouvrages, qui, depuis l'arrêt, ont paru pour & contre l'INOCULATION.

I. *Mémoire fur l'inoculation , par M. le comte de Lauraguais, lu à l'académie des fciences, dont il eft membre , le 6 juillet 1763.* Ce titre ne me permet pas de paffer fous filence ce mémoire dont je ne vous aurois point parlé fans cela ; parce que je

vous avoue , qu'après l'avoir lu deux fois
avec attention, je l'ai fort mal entendu ,
& je ne fuis pas le feul. J'étois encore
à *Londres* lorfqu'il fut lu dans une de nos
féances , & je n'ai pu me mettre à portée
depuis mon retour de confulter l'auteur.
J'ai l'honneur d'être fon confrère dans
l'académie des fciences , où il a defiré
d'occuper une place qui ne le difpenfe pas
des travaux académiques, & dans laquelle
il nous a donné de très-bons mémoires de chymie. Les dépenfes confidé-
rables ,qu'il a faites ,pour découvrir les
matières & la compofition de la porce-
laine du *Japon*, ont été fuivies des plus
heureux fuccès ; mais il n'eft pas dans
l'habitude de corriger des épreuves d'im-
primerie , fon mémoire eft rempli de
fautes d'impreffion , qui contribuent , fans
doute à fon obfcurité.

Il contient d'ailleurs un affez grand
nombre d'affertions dénuées de preuves.
Il débute par une propofition énoncée
d'une manière très-équivoque ; & qui
pourroit induire les lecteurs en erreur,
fçavoir que *la vingtiéme partie des hommes feulement n'a pas la petite vérole.*
Le fens naturel de cette propofition eft
que tous les hommes, à un vingtiéme
près , ont la petite-vérole ; & ce n'eft

pas fans doute le fens de l'auteur : puif-
que perfonne n'ignore que les avorte-
mens, les coliques, les convulfions,
les vers, les dents, le rachitis, &c. en-
lèvent un tiers ou plus des enfans,
la plupart au berceau, avant que d'a-
voir eu la petite-vérole ; & qu'il meurt
un affez grand nombre d'adolefcens &
de gens faits avant que d'avoir payé ce
tribut (*a*). Il paroît donc que l'auteur
a voulu dire que la *vingtiéme partie des
hommes n'eft pas fufceptible de la petite-
vérole* ; ce qu'on peut foutenir avec affez
de vraifemblance, mais ce qui n'eft
après tout qu'une conjecture fondée fur
ce que le docteur *Jurin* a trouvé qu'il y
avoit environ quatre inoculés de cent,
fur lefquels l'opération ne produifoit
aucun effet. Ce docteur avoue même
que plufieurs, dans ce nombre, ont été
reconnus depuis pour avoir eu cette maladie dans leur enfance : & je crois avoir
bien prouvé dans mon fecond mémoire
(*b*) que tous ceux fur qui l'infertion du
virus variolique ne produit aucun effet,
pourroient bien avoir eu la petite-vérole

(*a*) Voyez *Recueil des piéces fur l'inoculation*.
Paris 1756, pag. 56.
(*b*) *Mém.* de *l'académie des fciences*, année
1758, pag. 472 & fuivantes.

quelques-uns même sans qu'on s'en fût apperçu ; & qu'enfin il est au moins très-vraisemblable, que tout homme est susceptible de cette maladie.

L'auteur du mémoire n'a pas été bien informé, quand il a dit que tous les inoculés de M. *Hosty* ont eu une petite vérole fort abondante. Je suis témoin oculaire que mademoiselle *Vaucanson* & mademoiselle *Valmalette*, inoculées l'une & l'autre par M. *Hosty*, n'ont eu qu'un très-petit nombre de boutons ; la première environ cinquante, l'autre guère davantage ; & elles ne sont pas les seules : il est vrai que presque tous les inoculés de M. *Gatti*, sont dans le même cas. Cependant lui-même, dans sa lettre, où il rend compte de ses inoculations, *pag.* 17, & dans son grand ouvrage, *p.* 187, convient de quelques exceptions.

M. le comte de *Lauraguais* renouvelle une proposition que j'ai faite il y a plusieurs années (*a*) & que vous avez même approuvée ; c'est d'inoculer avec la matière d'une de ces éruptions cutanées, qui s'annoncent au premier aspect comme la petite vérole ; mais qui en diffèrent par leur progrès, ainsi que par

(*a*) Voy. *Mercure de* France, septembre 1759, pag. 195.

leur durée, & qui se terminent en quatre ou cinq jours, sans aucun danger,
c'est ce que vous nommez en Angleterre
swine-pox ou *chiken-pox*, qu'on peut nommer en François *vérolette*, & que le plus
souvent on appelle ici, par abus, *petite-
vérole volante*. Il y a grande apparence
que la fausse petite-vérole, supposé qu'elle
puisse se transmettre par insertion, n'en
produira qu'une semblable à elle-même,
qui par conséquent ne préservera point de
la vraie petite-vérole. Cette expérience
pourroit au moins servir à fixer les limites
qui séparent les deux maladies, que quelques ant'-inoculistes affectent aujourd'hui
de confondre, en n'admettant entr'elles
de différence que du plus au moins; afin
d'avoir un prétexte de plus, pour soutenir qu'on peut reprendre la petite-vérole
naturellement après l'avoir reçue par inoculation.

La nature de la maladie, que produiroit
cette nouvelle insertion, serviroit de plus
à éclaircir la question qui n'en n'est plus
une parmi vous, mais qui partage encore
nos médecins en France, *si l'on peut en
effet avoir deux fois une vraie petite-vérole*. En mon particulier, je n'en ai jamais nié la possibilité. Le témoignage de
plusieurs médecins de nom, cités par

M. de *Haën*, suffiroit pour m'empêcher
de nier ce qu'ils affirment. Je me fuis
donc contenté de prouver (*a*) que, même en fuppofant qu'un inoculé pût reprendre une vraie petite-vérole, ce dont
on ne connoît pas d'exemple bien avéré,
l'avantage & la fécurité de l'inoculation ne
feroient diminués, par-là, que d'une partie abfolument infenfible; & cela feroit
encore vrai, quand le danger d'une rechute mortelle feroit foixante & dix fois
plus grand que je ne l'ai conclu; d'où
il s'enfuit que cette objection eft la plus
frivole de toutes celles qu'on oppofe à
l'inoculation.

II. *Le Confeil de la raifon*, ou *Lettre de
M.* ***, *de l'académie de Danemark, à
M. E. M., de l'académie royale de chirur-
gie, fur l'inoculation de la petite-vérole*,
brochure anonime, in-12 de 24 pag.
fans nom d'auteur & d'imprimeur. Cette
lettre eft datée du 10 mai 1763, à *Co-
penhague*; mais elle n'a paru à *Paris* que
plus d'un mois après l'arrêt du 10 juin.
L'auteur donne une hiftoire fort fommaire
de l'inoculation : il nous apprend qu'il a

(*a*) Voyez *Mercure de France*, juin 1759,
pag. 165 & fuiv.

inoculé ſes deux fils, & répond à trois objections qu'on a faites à cette méthode ; il
ne dit rien de nouveau & qui ne ſoit mieux
expoſé ailleurs. Pluſieurs faits ne ſont pas
énoncés exactement.

III. *Lettre à* M. ***. *contre l'inoculation,
qui combat le mémoire hiſtorique de* M. de
la Condamine, *lu à l'académie des ſciences*, &c. je ne tranſcris pas le reſte du
titre où il y a un gros ſoléciſme.) à *Nancy*,
& ſe vend à *Paris*, chez *Valleyre* fils,
in-12, 132 pages. Cette lettre eſt ſignée
de Saint, perſonne n'en connoît l'auteur.
Ce n'eſt point un médecin. Je n'en juge
pas ſeulement parce qu'il laiſſe voir qu'il
eſt peu inſtruit ſur le fait de l'inoculation, (plus d'un docteur en médecine a
prouvé par ſes écrits, qu'il étoit dans le
même cas); mais parce qu'il dit beaucoup
de mal de cette profeſſion, & qu'il paroît, par tous ſes raiſonnemens, qu'il eſt
un très - mauvais phyſicien. Quelque
mauvais plaiſant diroit peut-être encore
que ces deux preuves ne ſont pas plus
concluantes que la premiere ; mais je m'en
contente. Quoiqu'il en ſoit de la profeſſion de l'auteur, il paroît avoir très-peu
de connoiſſance des ouvrages écrits pour
& contre l'inoculation. Il ne parle que

de mon premier mémoire de 1754 (*a*); qu'il me fait l'honneur d'appeller féduifant, & qu'il fuppofe n'avoir pas encore été contredit, quoiqu'il faffe mention de la differtation de M. *Cantwel.* Au refte il cite faux le plus fouvent; & me fait dire ce que je n'ai point dit. Il parle des influences malignes des aftres, des comètes & des étoiles volantes. Il n'a de commun, avec les autres adverfaires de l'inonculation, que de répéter des objections triviales & de diffimuler les réponfes. Il foutient hardiment que la petite-vérole n'eft pas dangereufe & qu'il ne meurt communément, de cette maladie, qu'un malade fur vingt. Que n'eft-il le feul qui l'ait dit ? Je donnerois plus hardiment à cette propofition le nom qui lui convient. J'aurai l'occafion d'y revenir en vous rendant compte d'un autre ouvrage. Comme mon témoignage pourroit paroître juftement fufpect fur un auteur qui a pour but direct de me réfuter, je m'en rapporte à la notice qu'a donnée de cet écrit l'auteur des nouvelles littéraires du journal des fçavans, de février dernier, celui-là même des fix commiffai-

(*a*) Cette feule citation eft encore une affez bonne preuve que l'auteur n'eft pas membre d'une faculté de médecine, du moins de celle de *Paris.*

faites qui a fait volte-face à l'inoculation *.

IV. *Differtation fur la petite-vérole &*
l'inoculation, in 12, 92 pag. fe trouve à
Paris chez *Bauche*. C'eft une feconde
édition avec quelques additions d'un ouvrage qui avoit paru en 1758, de M.
Pajon Definoncets, membre de la faculté
de *Paris*, dont nous trahiffons la modeftie
en le nommant. Il avoit vainement follici-
té l'approbation de la faculté pour fa premiere édition : il ne lui a pas préfenté
la feconde. L'auteur foutient que *la pe-*
tite-vérole n'eft pas dangereufe , & qu'on
n'en meurt que parce qu'on en a peur. Il en
conclud *que l'inoculation eft au moins inu-*
tile. Je ne fais que tranfcrire littérale-
ment la notice qu'en donne le journal
des fçavans de février dernier, d'après le
journal de médecine de janvier : je n'y
ajouterai qu'un mot. Peu de gens paffe-
ront à l'auteur fes deux principes, que
la petite-vérole n'eft pas dangereufe, &
que la peur feule la rend mortelle ; mais
en les lui paffant, on pourroit non-feulement lui nier fa conféquence, mais en tirer
plus légitimement une toute contraire.
Car fi, la peur feule rend la petite-vérole
dangereufe, l'inoculation, qui fubftitue

* Il eft depuis rentré fous fes drapeaux.

ordihairement une fièvre de 24 heures ; a tous les accidens effrayans de cette maladie, est très-propre à guérir de la peur, & par conséquent à faire cesser le danger. L'Auteur dit beaucoup de mal de l'Inoculation & laisse ses raisons à deviner.

V. *Observation sur la petite-vérole naturelle & artificielle*, à *la Haye*; se trouve à *Paris* chez *Didot* le jeune, 40 pag. in-12. Ce petit ouvrage est de M. *Vernage*, ancien docteur de la faculté, qui n'habite à *Paris* que six mois de l'année, ne pratique la médecine que pour ses amis, & jouit de la considération que ses longs travaux & ses succès lui ont acquise. Il fait part au public des observations que lui a dictées sa longue expérience, sur la manière de traiter la petite-vérole naturelle : exemple qui devroit être suivi de tous les grands praticiens. Il prescrit les précautions les plus propres pour prévenir les accidens & les suites de la petite-vérole ; il conclud que le plus sûr de tous les moyens est de la procurer par inoculation. Ce suffrage est d'un grand poids, & fournit une exception de plus à la fausse supposition que tous les anciens médecins de *Paris* sont opposés à l'inoculation.

VI. *Réponse à une des principales objec-*
tions, qu'on oppose maintenant aux partisans
de l'inoculation, 24 pag. in-12, sans nom
d'auteur ni d'imprimeur. Mais on sçait
cet écrit est de M. le chevalier de *Chastel-*
lux, colonel du régiment de Guienne;
le premier adulte en France, qui ait
donné l'exemple à ses concitoyens, en
se faisant inoculer à l'âge de 21 ans,
& l'un de ceux qui a le mieux établi,
dans plusieurs écrits, les avantages de
l'inoculation. Il prouve très-bien dans
celui-ci, que les inoculations *faites dans*
Paris n'ont point augmenté le nombre de
petites-véroles naturelles. Cet ouvrage a
précédé ceux qui depuis ont traité la
même matière, & tous ne laissent rien à
desirer sur la réfutation d'une objection
surannée, dont les ant'-inoculistes ont
fait un phénix plus merveilleux que celui de la fable, en le ressuscitant au bout
de trente ans.

VII. *Réflexions sur l'inoculation de la*
petite-vérole, & sur les moyens de délivrer
l'Europe de cette maladie : mémoire lu à l'a-
cadémie de Lyon, par M. Rast le fils; à
Lyon 1763, in-12 de 40 pages. Un
jeune médecin de *Lyon* a cru trouver
une

une preuve évidente que la contagion causée par l'inoculation, augmentoit le nombre de morts de la petite-vérole; dans la comparaison qu'il a faite des 38 années, antérieures à 1721, avant que l'on connût l'inoculation en Angleterre, aux 38 années subséquentes; en faisant voir que le nombre total des morts, & en particulier des morts de la petite-vérole, avoit été plus grand à *Londres*, dans cette dernière période, que dans la précédente. La réponse à cette objection a suivi de près.

VIII. M. Le chevalier de *Chastellux*, dans un second écrit intitulé : *Nouveaux éclaircissemens sur l'inoculation de la petite vérole*, pour servir de réponse à un écrit de M. Rast, médecin de Lyon. in-12, 35 p. fait d'abord remarquer qu'il ne suffit pas de prouver que la mortalité de la petite-vérole étoit augmentée à *Londres*, pour en conclure que cet accroissement avoit l'inoculation pour cause; & il se sert d'une comparaison aussi juste qu'ingénieuse, pour faire sentir la fausseté de la conséquence que tire M. *Rast*, dont le raisonnement ressemble à celui-ci. *Dans les* 20 *premières années du règne de Jacques I, il est mort à Londres, année commune,* 300 *personnes de plus que pendant* 20 *années du règne*

Se trouve à Paris chez Musier.

d'*Elisabeth* : donc le règne de *Jacques* I a causé la mort à 6000 personnes. M. le chevalier de *Chastellux* fait voir ensuite que, dans les 38 années de la première période de M. *Rast*, la petite-vérole avoit eu une marche si peu constante, qu'en divisant ces 38 ans en trois ou quatre époques, on trouve de grandes variétés de l'une à l'autre, & dans la dernière, une augmentation excessive dans la mortalité de la petite-vérole, qu'on ne peut attribuer à l'inoculation, puisqu'elle n'avoit pas encore été pratiquée à *Londres* ; que dans les 38 années suivantes, divisées pareillement en plusieurs, époques l'augmentation de la mortalité de la petite-vérole n'a pas été moins irrégulière dans ses progrès que dans le cours de l'époque antérieure à l'inoculation ; que la mortalité de la petite vérole fut de près du double plus forte de 1680 à 1689 inclusivement, que dans les vingt années suivantes, & qu'elle n'a jamais été si grande depuis l'inoculation introduite, que dans les neuf années qui l'ont précédées, ce que M. *Rast* paroît avoir dissimulé. M. de *Chastellux* fait diverses autres combinaisons, dont le résultat prouve qu'il n'y a rien à conclure contre l'inoculation, de l'augmentation de mortalité de la petite-vérole, à *Londres*. Cet ouvrage, comme tout ce qui soit de la plume de M. le chevalier de *Chastellux*, est écrit avec élégance & précision.

Quant aux moyens proposés, par M. *Rast*, pour extirper la petite-vérole, en interdisant toute communication, ils paroiss . absolument impraticables.

IX. *L'Avis sur l'inoculation de la petite-vérole*, signé *Candide*, parut en octobre 1763. C'étoit alors une brochure maigre in-12, de 30 pag. Dilatée jusqu'à 116 pag. en moins de trois mois, elle s'est reproduite, au commencement de cette année, sous le titre indécent de *l'Inoculaion renvoyée à* Londres *par M.***, doceur en médecine.* Il ne paroît pas cepenant que l'inoculation ait pris le congé que e docteur *Candide* lui donne; & je crois u'elle fera plutôt le voyage de *Madrid* u'on ne la verra reléguée à *Londres*. Si 'auteur de cette production a cru ne ouvoir mieux se cacher que sous le om de *Candide*, il s'est trompé. L'auur du journal de médecine nous aprend qu'elle est de M. *le Hoc*, ancien octeur de la faculté, que l'on peut comarer à M. *Hecquet*, par sa prévention, n acharnement & les invectives con tre l'inoculation, ainsi que par son ton dogmatique. Dans la première édition il répondoit en six monosyllabes, c'est-à-dire, par *oui* & par *non*, à six questions qu'il se proposoit. Je me trompe : il employoit jusqu'à quatre mots pour répondre à la sixième : *l'inoculation doit-elle être permise ou tolérée ?* Et sa réponse étoit, *Ni l'un, ni l'autre.* Il réduisoit à un petit nombre de lignes la preuve de chacune de ses assertions. Il accusoit d'incompétence les académiciens, les géométres & les physiciens qui ont écrit sur cette matière, par la raison qu'ils ne sont pas médecins. Faut-il l'être, pour compter les morts de la petite-vérole naturelle, & ceux à qui l'inoculation sauve la vie ? Dans la seconde édition il est un peu moins laconique, mais tout aussi tranchant que dans la première. Il n'y a pas un mot, dans ses assertions, qui ne puisse être, je ne dis pas seulement contesté, mais argüé de faux. Qu'on en juge par cette tirade, page 65. *Les 6456 malades de la petite-vérole naturelle (de l'hôpital de Londres, dont le quart est mort) étoit,* dit Candide, *le rebut de celles qu'on avoit jugées dignes d'être inoculées, les femmes enceintes, les vieillards, les épileptiques, ceux qui portent dans leur*

*sang différens virus scrophuleux , dartreux',
scorbutiques , éréfipélateux , vénériens ....*
(comme si la petite-vérole naturelle choi-
sissoit les gens infirmes par préférence , au
lieu qu'on remarque le contraire). Les
3454 inoculés étoient continua· t· il , l'élite
de la jeunesse de 7 ans jusqu'à 12 , (notez
qu'il y en a jusqu'à 40 ans) & page 68, *La
contagion de la petite-vérole doit être* AU
MOINS *de 6 personnes pour un inoculé,* &c.
Telle étoit, ou peu s'en faut la pro-
gression que *Wagstaffe*, en 1721 , supposoit dans les calculs réfutés dans le temps
par *Arbuthnott*, & démentis depuis, par
quarante ans d'expérience : calculs suivant lesquels la terre entière eût été couverte de petite-vérole en moins d'un an.
Nous voyons, je le répète , toutes les
mêmes scènes qui se sont passées à *Londres*, il y a quarante ans , & dont une partie s'est répétée en Hollande , se renouveller sous nos yeux en France : mêmes
objections physiques & morales , mêmes
calculs , mêmes déclamations , mêmes
suppositions de faits. Tous ces débats se
sont terminés , à *Londres*, par un acquies-
cement général de tous les maîtres de
l'art à la pratique de l'inoculation ,
& il en sera de même à *Paris.* Mais ce
jour semble s'éloigner , & loin d'ouvrir

les yeux & de profiter de l'exemple de
nos voisins, pour abréger les délais, il
paroît que les adversaires de cette méthode prennent à tâche de fournir un
nouvel argument aux Anglois pour ap-
puyer leur prétention, d'avoir un siécle
d'avance sur les autres nations de l'Europe, quant aux progrès de l'esprit humain. Je reviens au docteur *Candide.*

Quand on cite le témoignage de MM.
Chirac & *Molin*, à qui deux ou trois
cens personnes vivantes ont entendu dire
qu'en cinquante ans de pratique ils n'a-
voient jamais vu de seconde petite-vérole
dans un même sujet, notre docteur nie le
fait ; parce que MM. *Chirac* & *Molin*
ne l'ont point écrit. Mais des médecins
à qui leur nombreuse pratique laissoit à
peine le temps de prendre leur repas,
trouvoient-ils celui d'écrire ? mais M.
Vernage, après quarante ans de pratique,
ne vient-il pas de consigner, par écrit,
la même affirmation dans l'ouvrage que
j'ai cité plus haut? mais le docteur *Mead,*
l'*Esculape* de l'Angleterre, mort depuis
douze ou quinze ans dans un âge très-
avancé, ne pensoit-il pas de même, & ne
l'a-t-il pas écrit dans son traité *De vario-
lis & morbillis,* chap. V, où il traite de
l'inoculation? Le grand *Boerhaave,* dans

ſes leçons recueillies par M. *Van-Swie-*
ten, & M. de *Haller* (a), ſont de même
avis. M. *Tiſſot*, dans ſa lettre à M. de *Haën*,
en cite beaucoup d'autres. Je ne me ſerois
jamais douté que je puſſe apprendre de pareils faits à un docteur en médecine ; mais
meſſieurs les ant'-inoculiſtes ſe piquent
de ne rien lire de ce qui s'écrit en ſaveur
de l'inoculation, & donnent des preuves, dans tout ce qu'ils écrivent, qu'ils
ſont fidèles à cette réſolution. Les témoignages que je viens de citer, & l'o-
pinion de tous les médecins de *Londres*,
prouvent que le fait d'une ſeconde petite-
vérole, dans un même ſujet, s'il n'eſt pas
douteux, eſt au moins infiniment rare ;
&, par conſéquent, que la poſſibilité
d'une rechute eſt le plus frivole de tous
les argumens contre l'inoculation : ce
que je crois avoir prouvé juſqu'à l'évidence (*b*).

Si le docteur *Candide* fait une troiſiè-
me édition de ſon ouvrage; il retran-
chera probablement des aſſertions plus
que téméraires, dont quelques-unes ont

(*a*) Voyez *Lett.* de M. de *Haën* à M. *Tiſſot.*
Lauſanne 1759, pages 228 & 232.
(*b*) Voyez ſecond mémoire ſur l'inoculation,
mém. de l'acad. des ſciences 1758, pag. 481,
& ſuiv.

K ij

été relevées par l'auteur du journal de médecine (*a*). Je suis d'autant plus fondé à le croire, que notre docteur a donné la preuve qu'il n'est pas incorrigible. Il avoit dit dans sa première édition, pag. 11, après MM. *Cantwel*, de *Haën*, *Astruc*, *Dorigny*, &c. qu'il ne meurt pas communément de la petite-vérole un malade sur vingt, ce qui peut être vrai dans certaines épidémies bénignes, mais qui est évidemment faux à tout prendre. J'aurois le même droit de dire qu'il en meurt un sur trois, puisque ce cas arrive aussi quelquefois, comme à *Rome* dans l'épidémie de 1754; & qu'il y en a de plus meurtrières. *Hoffman* parle d'une qui ne pardonnoit qu'à un sur dix. On a vu cet exemple se renouveller à *Padoue* en 1759 (*b*). J'avois conclu des listes mortuaires de *Londres* de 42 ans, recueillies par M. Jurin (*c*), & prolongées jusqu'à 67 par une société de médecins & de chirurgiens de *Rotterdam* (*d*), que la quatorzième partie du total des morts étoit vic-

(*a*) Mai 1764, pag. 474 & suivantes.
(*b*) *Lettre de M. Tissot à M. de Haën*, p. 31. N.ᵃ *Scoperta da Francesco Berzi*. Padova, 1759.
(*c*) *Recueil des pièces sur l'inoculation*, Paris 1756, chez *Vincent*. pag. 53.
(*d*) *De inenting der Kinderpokjes*, &c. In-8. Rotterdam, 1757. Tab. p. 63.

time de la petite-vérole, année moyenne.
M. *Daniel Bernoulli*, par diverses considérations sur les listes de *Londres*, & par celles de plusieurs villes d'Allemagne, avoit
trouvé que cette maladie seule détruisoit la
treizième partie du genre humain. Mais,
encore une fois, les docteurs *Candides* ne
lisent point les ouvrages favorables à l'inoculation. L'écrit de M. *Rast* a dû, par une
raison contraire, exciter leur curiosité. Il
a paru dans l'intervalle des deux éditions
de celui de notre docteur. Or, M. *Rast*
renchérit sur MM. *Jurin* & *Bernoulli*,
& porte le ravage annuel de la petite-
vérole, jusqu'à un douzième de l'humanité. C'est par cette voie, probablement,
que *Candide*, en 1763, aura sçu les nouvelles de *Londres* de 1721. J'avois aussi
prié plusieurs personnes d'avertir le docteur, que regardant comme une vérité
démontrée, que *la quatorzième partie,
tout au moins, du genre humain mouroit de
la petite-vérole, & plein de respect d'ailleurs pour son témoignage, qu'il *ne mouroit pas de cette maladie un malade sur
vingt*, j'en tirois cette conséquence, qu'il
falloit selon lui, *qu'il y eût un tiers plus
de malades de la petite-vérole, qu'il n'y
avoit d'hommes dans le monde.* Quoi qu'il
en soit de la manière, dont la révélation

de cette vérité eſt parvenue juſqu'au docteur, *ſa Candeur* a retranché de ſa nouvelle édition l'aſſertion contraire ; mais il en laiſſe beaucoup dont l'examen me meneroit trop loin. En voici, par exemple, une très-remarquable, & ſur laquelle je n'ai pas le moindre doute, puiſqu'il s'agit d'un fait dont le docteur dépoſe comme témoin oculaire. Dans l'hôtel-dieu de *Paris*, dont il eſt médecin *depuis trente ans*, *on ne voit pas que la petite-vérole ſe communique d'une ſalle à l'autre, par la ſage précaution de placer ceux qui en ſont attaqués dans le haut des bâtimens, ſitués à une extrémité de l'hôpital.* Pour cette fois, le docteur ne m'a pas laiſſé tirer la conſéquence, qu'il *ſuffiroit donc, pour prévenir la contagion, d'ordonner qu'on n'inoculeroit qu'au plus haut étage des maiſons du peuple ;* il m'a prévenu, & voici ſa concluſion, pag. 118. *La Cour eſt ſuppliée, pour le bien public, d'ordonner qu'aucune inoculation ne pourra être faite qu'à trois lieues de la capitale & des autres villes du royaume, avec défenſe d'y rentrer ſans avoir fait quarantaine, comme pour la peſte.* Je quitte à regret un ſi grand dialecticien.

X. *L'inoculation terraſſée par le bon*

ſens 1763 , ſans nom d'auteur , d'imprimeur , ni lieu d'impreſſion.

Je vous ai déjà parlé , monſieur , de
cette production : Je manque de termes
pour la qualifier. Elle ne contient que
19 pages in-16 , & je dirois que c'eſt
un tiſſu de riens , ſi elle n'étoit remplie de
plats raiſonnemens ſans ſuite , d'incon-
ſéquences , de contradictions & d'une impoſture impudente, On y lit , pag. 4 , que
*peu de perſonnes échappent à la petite-vé-
role ; & neuf lignes plus bas , qu'un nom-*
bre infini de perſonnes ne l'ont jamais eue :
pag. 6 , que *M. le duc de Chartres , cinq
ou ſix mois après l'inoculation , a eu la petite-vérole naturelle :* pag. 7 , que l'auteur
*pourroit rapporter pluſieurs autres exemples;
mais qu'il ſe borne à celui-ci.* J'ai déjà dit , &
je le répète , que S. A. S. m'a ordonné de
démentir publiquement cette impoſture :
elle n'a pas beſoin d'être démentie à *Paris*
ni à la *Cour* , où le plus leger accès de
fiévre de ce Prince , ſeroit une nouvelle publique; mais l'impreſſion tranſmet
le plus mauvais ouvrage dans les provinces & les péis étrangers ; où l'on n'eſt
pas à portée de diſtinguer le vrai du faux.
On ne conçoit pas quel peut avoir été le
but de l'auteur. Une digreſſion à propos
de rien , qui amène une noteoù il pré-

conise un livre nouveau, intitulé *Maladies des chevaux*, me feroit croire que son premier dessein n'étoit que de procurer le débit de ce livre; mais il falloit commencer par inspirer de la curiosité pour sa feuille, où ce livre étoit vanté, & la fiction de la petite-vérole de monseigneur le duc de *Chartres*, lui a sans doute paru le meilleur moyen. Il avoit sous les yeux l'exemple de la première feuille de la gazette d'*Epidaure*, qu'une imposture de cette espèce, quoique sur un sujet obscur, a rendue célèbre. Telles sont les armes avec lesquelles on a le plus souvent combattu la petite-vérole artificielle.

L'auteur de l'*inoculation terrassée par le bon sens* a bien fait de cacher son nom, & c'est la seule preuve de *bon sens* qu'il ait donnée. Il a craint qu'on ne lui appliquât cet apophtegme,

Quicunque turpi fraude semel innotuit,
Etiamsi verum dicit, amittit fidem.

D'un mensonge impudent quiconque est convaincu,
Lors même qu'il dit vrai, perd le droit d'être cru.

XI. *Examen de l'inoculation par un médecin de la faculté de Paris*, in-12, 340 pag. Ce titre annonce l'impartialité, & celui de médecin suppose, dans l'auteur, les qualités les plus propres à bien traiter son sujet. Plusieurs lecteurs, pour qui la matière étoit neuve, ont pu croire que la seule lecture d'un traité, portant le titre d'*Examen sur l'inoculation, par un docteur en médecine*, alloit les instruire à fond de tout ce qui concernoit cette méthode. Je connois un jeune magistrat aussi respectable par ses lumières que par son nom, qui probablement en avoit porté ce jugement ; mais il est à cet égard dans le même cas où seroit le juge qui n'auroit lu que le factum d'une des deux parties. Le livre de *M. Dorigny*, qui s'est fait connoître pour auteur de l'ouvrage, n'est point un examen, mais un plaidoyer contre la petite vérole artificielle ; & son but est visiblement d'en proscrire l'usage comme pernicieux. Il passe sous silence, comme inutile, l'histoire de cette pratique : cependant cette histoire est peut-être ici ce qu'il y a de plus important, & pourroit suffire pour asseoir un jugement sur l'utilité de l'opération. Il est du moins certain que pour s'instruire complettement il suffit d'y joindre la connoissance des objections faites contre la méthode & celles des réponses, & cette connoissance peut encore être regardée comme faisant partie de l'histoire des faits. Jettons un coup-d'œil fur le plan de l'ouvrage de M. *Dorigny*.

Pour admettre cette pratique, il faut felon lui trois conditions. 1°. Qu'elle foit *exempte de danger pour ceux qui s'y foumettent, foit dans la petite-vérole qui en réfulte, foit dans fes fuites. 2°. Que ceux qui ont été une fois inoculés foient déformais à l'abri de l'affaut de petite-vérole. 3°. Que les inoculés recueillent cet avantage fans aucun rifque ou dommage pour le refte de la fociété, & fingulièrement fans que la contagion fe multiplie.* On voit au premier coup d'œil qu'on ne peut accorder à M. *Dorigny* fes trois principes, fans diftinction ni reftriction: mais que diroit-il fi on les nioit abfolument ? c'eft ce que l'auteur ne paroît pas avoir prévu, puifqu'il les pofe comme évidens, fans faire le moindre effort pour les prouver. Mais auffi peut-être, eft-ce dans cette omiffion que confifte le plus grand art de fon livre. Il a pu croire, fans fe tromper, que la confiance avec laquelle il avançoit, commes des axiômes, fes trois propofitions fondamentales, & d'ailleurs fpécieufes, leur tiendroit lieu de démonftration, à l'égard du plus grand nombre de fes lecteurs. Il ne s'attache qu'à prouver que la pratique de la petite-vérole artificielle ne remplit pas les trois conditions qu'il regarde comme indispensables. Il faudroit un ouvrage au moins aussi étendu que le sien pour discuter ses preuves. D'autres en ont déjà montré la foiblesse *. Je prens une voie plus courte. Je lui veux bien accorder qu'il a prouvé que l'inoculation ne satisfait complettement à aucune des trois conditions qu'il exige pour l'admettre ; mais je soutiens qu'aucune de ces conditions n'est nécessaire pour reconnoître que l'inoculation est utile & salutaire, & qu'elle tend au bien général de l'humanité.

1°. Il n'est pas nécessaire qu'elle soit exempte de danger pour ceux qui s'y soumettent ; & , sans soutenir avec quelques grands inoculateurs, que bien administrée elle est en effet exempte de danger, il suffit, pour l'admettre, que le danger, auquel elle expose celui qui s'y soumet, soit incomparablement moindre que celui auquel elle le soustrait, & qu'il ne peut éviter qu'en s'y soumettant. Tout homme qui n'a pas payé le tribut à la petite-vérole court risque d'en être surpris, d'être défiguré, perclus, mutilé, même d'en mourir ; & il ne peut se dérober à ces risques qu'en se livrant à

* V. Journ. de Médecine, Avr. I 1764.

celui de l'inoculation , lequel , suppofé qu'il exifte, eft infiniment moindre que ceux qu'il évite. Il eft donc plus sûr de fe faire inoculer , que d'attendre la petite-vérole des mains de la nature. Donc il n'eft pas néceffaire , comme le fuppofe M. *Dorigny*, pour admettre l'inoculation , qu'elle foit exempte de danger pour ceux qui s'y foumettent. Il doit m'être permis de répéter un argument auffi décifif que celui-ci , jufqu'à ce qu'on ait au moins tenté d'y répondre.

2°. Il *faut*, dit M. *Dorigny* , *que ceux qui ont été une fois inoculés foient déformais à l'abri de la petite-vérole.* Cette affertion eft purement gratuite. Tout ce qu'on peut accorder à l'auteur, c'eft qu'il faut que ceux qui ont une fois reçu la petite-vérole par inoculation , ne foient déformais pas plus fujets à la petite-vérole que s'ils l'avoient eu naturellement. Car de quel droit exigeroit-on que la maladie artificielle eût plus de privilége que la naturelle pour préferver de la rechute? Or , il eft très-certain que l'infertion de la petite-vérole , quand elle a produit fon effet , garantit du moins autant de la récidive , que la petite-vérole naturelle. Je dis du moins autant , parce que s'il eft vrai , comme le prétendent quelques

médecins,

médecins, contre l'avis d'un beaucoup plus grand nombre, qu'on peut avoir deux fois une vraie petite-vérole, il n'y a du moins aucun exemple bien avéré d'une seconde petite-vérole dans le même sujet, après l'inoculation, quand elle a produit son effet. On peut voir dans les mémoires de l'académie pour 1758, pag. 477 & suiv. ce que l'on doit penser de l'exemple le mieux attesté, parmi le petit nombre de ceux qu'on a cités sans preuve, d'une seconde petite-vérole après l'inoculation; & si l'on peut, sans contradiction, en tirer des conséquences raisonnables contre cette pratique.

3°. Enfin, *il faut, selon M. Dorigny, pour admettre l'inoculation, que les inoculés en recueillent l'avantage, sans aucun risque ou dommage pour le reste de la société, & singulièrement sans que la contagion se multiplie.* C'est ici la plus spécieuse des trois conditions qu'exige notre auteur, & la plus propre à faire illusion; parce qu'il semble au premier coup-d'œil qu'elle est admissible; cependant, examinée de près, elle n'est pas plus nécessaires que les deux premières. Ainsi, sans m'arrêter à combattre les conséquences qu'il tire du défaut de cette condition, ce que j'ai déjà fait ailleurs (a) , & pour suivre mon plan de réfutation ; je nie à l'auteur sa proposition, comme beaucoup trop générale , & je soutiens qu'il n'est pas nécessaire, pour admettre l'inoculation, que les inoculés en profitent sans aucun risque ou dommage quelconque pour les autres, &c. & qu'il suffit, pour la rendre admissible, que le risque qu'elle peut faire courir aux autres qu'à l'inoculé soit volontaire & puisse être aisément prévenu: or, il est évident que le risque de celui qui s'expose , en fréquentant de propos délibéré un malade qu'il sçait être atteint d'un mal contagieux, ne peut être que volontaire , & que rien n'est plus aisé que de s'en garantir. Si l'on objecte que l'inoculé même , en se produisant dans le monde, peut communiquer son mal , je répons, 1°. que les exemples qu'on a cités à ce sujet, & qui se réduisent à deux ou trois, ne prouvent rien ; parce que ceux que l'on accuse de cette imprudence n'étoient pas encore infectés , & n'ont pu communiquer un mal qu'ils n'avoient pas ou n'avoient plus , sur quoi je renvoie à ma première lettre. 2°. Je répons qu'il est très-aisé de mettre ordre à cet inconvénient par un réglement de police:

<hr>

(a) Voyez première lettre, pag. 15 & suiv.

Enfin, quand on laisseroit un libre cours à la contagion de la petite-vérole inoculée (ce que je suis fort éloigné de conseiller,) il n'est rien moins que prouvé que cette contagion fût nuisible au bien général de la société, puisque la contagion supposée ne seroit qu'avancer, dans ceux qui en seroient susceptibles, l'acquirement du tribut qu'ils doivent payer tôt ou tard à la petite-vérole, mais avec plus de risque pour eux dans un âge plus avancé, comme aussi plus de danger pour les autres, de leur communiquer une infection imprévue, & plus abondante; par conséquent beaucoup plus aisée à répandre, dans le cours d'une maladie plus longue & plus dangereuse : d'où il résulteroit une plus grande quantité de morts; c'est-à-dire une plus grande perte pour la société. Cette objection du danger de la contagion de la petite-vérole inoculée est si complettement réfutée dans plusieurs des ouvrages dont il me reste à vous rendre compte, & spécialement dans celui de M. *Gatti*, déja cité, que je ne m'y dois pas arrêter plus long-temps. D'ailleurs, la difficulté tombe moins, je le répète, sur la petite-vérole inoculée que sur la naturelle, contre la contagion de laquelle on ne prend peut-être pas assez de précautions.

Les trois conditions prescrites par M. *Dorigny*, pour admettre l'inoculation, ne sont donc point nécessaires pour reconnoître ses avantages & son utilité. Ainsi quand il auroit bien prouvé qu'aucune de ces trois conditions n'est remplie dans la pratique de la petite-vérole artificielle, son travail seroit en pure perte. Je pourrois m'en tenir là ; mais il faut vous mettre à portée de juger des preuves de M. *Dorigny*. Veut - il prouver que la petite-vérole inoculée est dangereuse ? il recueille, avec choix (page 56 & suiv.) dans les auteurs favorables à l'inoculation, *Timoni*, *Pylarini*, *Jurin*, &c. les aveux de quelques accidens (*a*) mais sans faire mention des succès sans nombre qui établissent la règle, ni des circonstances particulières qui changent l'espéce, & font une exception.

Page 60, il dit que Mlle. Des..... inoculée (à Paris en 1757) eut des symptômes *si graves*, *& éprouva un danger si évident*, que les trois médecins qui la voyoient Mrs. P. L. H. ne comptoient presque

(*a*) Voyez *Recueil des pièces sur l'Inoculation* aux endroits cités.

plus sur elle. M. *Dorigny* paroît aussi peu instruit des circonstances, que du nom de la personne qu'il désigne par *Mlle*. Des .... & qui est mademoiselle d'*Aiguillon*, fille du duc de même nom. J'ai sçu dans le temps même que cette demoiselle eut une hémorragie par le nez, peut-être des mouvemens convulsifs, & du délire ; accidens ordinaires en pareil cas (aux enfans sur-tout & aux jeunes personnes), mais qui ne sont point dangereux, qui cessent d'eux-mêmes aussitôt que l'éruption paroît (a); & qui n'effrayent point les inoculateurs exercés. Des trois médecins qui voyoient mademoiselle d'*Aiguillon*, M. *Hosty* étoit le seul qui eut quelque expérience de la petite-vérole artificielle. Dans le cours de 252 opérations qu'il avoit suivies à *Londres* en 1755, il avoit dû voir plus d'une fois de pareils accidens, mais il n'étoit alors que spectateur, & rien ne rouloit sur sur lui ; à peine avoit-il dirigé seul cinq ou six opérations, quand il se trouva chargé de celle de mademoiselle d'*Aiguillon*. Dans ces circonstances, seroit-il

___

(a) Voyez *Mém.* de M. *Ramby*, dans le *Recueil des pièces*, pag. 231 & suiv. *Butini*, pag. 78, &c. *Analyse de Kirpatrick Tissot. Inoculation justifiée*, &c.

surprenant que l'intérêt qu'il prenoit à la vie précieuse qui lui étoit confiée , la crainte de compromettre sa réputation par un événement malheureux , dans une de ses premières cures, qui fixoit l'attention publique , lui eût inspiré des allarmes qu'il n'auroit pas aujourd'hui en pareil cas?

M. *Lorry* cité à la même page , comme ayant dit que madame de *Boulogne*, madame de *Belzunce* & son fils avoient essuyé une maladie véritablement dangereuse, nie le fait : il offre à M. *Hosty* de lui donner un certificat qu'il n'a jamais dit ce qu'on lui fait dire.

Pag. 70 , on est autorisé à avancer , sans crainte d'aller trop loin , qu'il ne meurt pas de la petite-vérole la vingtième partie de ceux qui en sont attaqués. C'est là précisément l'assertion que le docteur *Candide* a prudemment supprimée dans sa nouvelle édition. J'ai prouvé que cette proposition étoit incompatible avec une vérité de fait, confirmée par plus d'un siècle d'expérience (a), que la quatorzième ou la treizième partie du genre humain mouroit de la petite-vérole ; & que cette même proposition conduiroit

____

(a) Voyez *Nécrologes* de *Londres*, recueillis par M. le chevalier de *Chastellux* , *Nouveaux éclaircissemens* , &c.

à cette conséquence absurde, qu'il y a un tiers de plus de varioleux qu'il n'y a d'hommes au monde.

Pag. 105, M. *Verdelhan* a traité un enfant dont on ne pouvoit attribuer l'état de langueur auquel il a succombé qu'à l'inoculation. Cet enfant se nomme *Pourcel*, il demeure chez son pere rue Saintonge au marais, & il se porte bien.

Je pourrois relever un grand nombre d'autres faits hazardés & recueillis par l'auteur, puisés dans le magasin du feu docteur *Gantwel*, convaincu de faux dans la plupart de ses allégations (a); & dans d'autres sources pareilles : mais en voilà plus qu'il ne faut pour juger du choix qu'à fait M. *Dorigny*.

Il conclud modestement qu'une opération à laquelle plusieurs têtes couronnées se sont soumises sous la direction des plus grands médecins de l'Europe ne doit pas même être tolérée en France; & l'une des raisons qui le décide à la proscrire, c'est que la petite-vérole inoculée est presque toujours exempte de la fièvre secondaire.

En faisant cet extrait, je ne me suis pas rappellé que celui que j'avois lu du

____

(a) Voyez *Mém. de l'Acad.* 1759, pag. 452.

même ouvrage dans le journal de medecine du mois de mai, pouvoit me difpenfer d'en faire un nouveau.

XII. *Obfervations fur la nature, les
caufes & les effets des épidémies varioliques, & réfutation de quelques écrits contre
l'inoculation de la petite-vérole, Genève,
1764, in-12, 252 pages.*

M. *David*, médecin de *Ly n*, eft auteur de cet ouvrage, comme on le voit
par l'épître dédicatoire jointe à quelques
exemplaires, quoiqu'il n'ait pas mis fon
nom à la tête du livre. Il s'attache particulièrement à réfuter le docteur *Candide*, & fur-tout les inductions qu'a
tirées M. *Raft* des liftes mortuaires
de *Londres* contre l'inoculation. Par des
combinaifons d'époques différentes de
celles qu'emploie monfieur le chevalier
de *Chaftellux*, dont il paroît que M. *David* n'a point connu les deux écrits, il
prouve que, pendant les quatorze années
qui ont précédé le premier ufage de
l'inoculation à *Londres*, il eft mort annuellement, de la petite-vérole, beaucoup plus de monde, à proportion, que
dans les trente-huit années poftérieures à
la pratique de l'inoculation, ce qui ruine
le fondement de l'objection de M. *Raft*,

quand même la conséquence qu'il tire de sa fausse supposition seroit légitimement déduite.

On trouve, à la page 136, une liste des noms des inoculateurs célèbres, & des principaux auteurs favorables à l'inoculation. J'y ai trouvé le mien avec surprise, & ceux de quelques chirurgiens. Apparemment M. *David* n'en a pas senti la conséquence. Sa jeunesse peut lui servir d'excuse, & lui permet d'ignorer les usages des facultés de médecines : il n'a pas encore prêté le serment de docteur. Il y a beaucoup d'omissions dans sa liste : je n'y vois point les noms illustres de *Sloane*, *Werloff*, *Daniel-Bernoulli*, *Roederer*, &c. ; ni parmi les François, ceux de MM. *Dodart*, *Senac*, *Falconet*, *Boyer*, *Vernage*, *Lieutaud*, *Morisot-Deslandes*, &c. Il est vrai qu'ils n'ont pas tous écrit en faveur de l'inoculation, mais ils n'ont pas laissé ignorer leurs sentimens au public. Je ne vois non plus aucun nom de médecins Italiens, quoique plusieurs aient écrit en faveur de la petite-vérole artificielle. Cet ouvrage a suivi de près la brochure de M. *Rast* : aussi paroît-il fait à la hâte, si l'on en juge par quelques négligences & plusieurs répétitions ; mais l'auteur a rempli son but, quant à la réfutation du docteur *Candide* & de M. *Raſt* le fils.

M. *David* met ſur la liſte des protec-teurs de l'inoculation M. le Baron *Van-Swieten*, bibliothécaire & premier méde-cin de leurs M. I. & je l'avois moi-même compté dans ce nombre, fondé ſur les lettres qu'il m'avoit fait l'honneur de m'é-crire en 1756 & 1757 (a). On prétend qu'il a changé d'avis. J'ai vainement tenté d'avoir communication de ſa réponſe à la lettre qu'il a reçue de la faculté de *Paris*. Nos docteurs traitent leurs affaires avec plus de myſtère que les francs-maçons; mais il faut bien qu'à la fin toutes les réponſes des médecins étrangers aux queſtions de la faculté, deviennent pu-bliques, les nôtres ſentiront tout ce qu'on pourroit inférer de leur ſilence, s'ils s'ob-ſtinoient à le garder.

XIII. *Recherches ſur la nature & l'ino-culation de la petite-vérole par M.* Robert, *docteur régent en la faculté de médeçine de l'univerſité de* Paris, *à la* Haye *(& ſe vend à* Paris*)* 1763, *in-12,* 184 *pages.*

Ce livre eſt diviſé en dix chapitres. Les recherches ſur la nature de la petite-

(a) *Mém. de l'acad. des ſciences* 1758. pag. 470.

vérole remplissent les huit premiers ; & font de pure théorie : ce qui n'est nullement de ma compétence. Je reconnois qu'il ne m'appartient pas ici de porter un jugement. Tout ce que je me permettrai de dire au sujet de cet ouvrage, c'est que les idées de l'auteur m'ont paru souvent ingénieuses. Son neuvième chapitre, qui ne contient que dix-huit pages, est le seul, à l'exception de quelques pages du dernier, où il s'agisse d'inoculation. Il troüve dans sa théorie des raisons plausibles & confirmées par divers exemples, qui prouvent que les épidémies de petite-vérole peuvent & doivent en certains cas, durer pendant l'hyver, & que telle étoit l'épidémie de 1762 à 1763, que l'on a légèrement & faussement attribuées à l'inoculation : ce qui a donné lieu à l'arrét provisoire qui la relègue hors de l'enceinte des villes.

Malgré les précautions que j'ai prises, en écrivant sur l'inoculation, de ne faire aucun raisonnement, qui supposât des connoissances en médecine, on n'a pas laissé de m'accuser d'avoir touché à l'encensoir. Je me garderai bien de mériter en effet ce reproche.

XIV. *Lettre de M.* Gatti, *médecin-*

consultant du roi, & professeur en l'université de Pise, à M. Roux, docteur-régent
de la Faculté de Paris, &c. sans nom d'imprimeur; broch. in-12 de 36 pages. M.
Gatti, dans cette lettre qui parut au mois
d'août 1763, donne la liste de 97 inoculations qu'il avoit faites à Paris fort heureusement depuis deux ans, la plupart sur des
sujets de distinction. Il rend compte d'un
petit nombre d'accidens survenus à quelques-uns de ses inoculés, accidens qui
n'ont pas eu de suites facheuses, ou qui,
de l'aveu d'autres médecins, ne peuvent
être imputés à l'inoculation : comme fiè-
vres catharrales, épidémiques, &c. pos-
térieures à la convalescence de ses malades volontaires. Il rapporte le fait de trois
enfans inoculés en même-temps, dans
le même lieu, & avec les mêmes précautions ; deux desquels, sur qui l'insertion
n'avoit produit aucun effet, prirent ensuite la petite-vérole par la voie naturelle : ce dont il y a divers exemples, &
ce qui prouve seulement qu'il reste plusieurs choses à éclaircir sur le physique
de l'inoculation, qui se seroient, peut-
être découvertes, si l'on eût employé,
à perfectionner cette opération, le temps
que l'on perd à combattre l'évidence de
son utilité.

XV. *Réflexions sur les préjugés qui s'opposent aux progrès & à la perfection de l'Inoculation, par M. Gatti, médecin-consultant du roi & professeur en medecine en l'université de Pise*, volume in-12, 239 pag. à *Bruxelles*, & se trouve à *Paris*, chez *Musier* fils, quai des Augustins.

Je vous ai envoyé, monsieur, un exemplaire de ce livre qui a paru au mois de mars, & qui fait beaucoup d'honneur à son auteur. Vous êtes donc en état d'en juger par vous - même. D'ailleurs mon suffrage seroit supect, aussi bien que mes éloges, d'un ouvrage où la cause que je soutiens est si bien défendue. Je me borne à vous dire, que je n'en ai vu aucun qui soit aussi rempli d'idées neuves sur une matière si rebatue. M. *Gatti* a voyagé en Barbarie, en Grèce & à *Constantinople*, où l'inoculation se pratique heureusement, au moins depuis près d'un siécle : il l'a pratiquée lui-même : il a multiplié & varié ses expériences. Témoin oculaire, observateur éclairé, médecin & philosophe, il réunit tous les titres qui peuvent donner du poids à ses jugemens.

Il seroit tout naturel de penser que l'étude réfléchie qu'a faite M. *Gatti*, de la petite-vérole artificielle, pendant plusieurs années, ses nombreuses expériences, jointes à son sçavoir en médecine, auquel il est redevable de sa place de professeur en l'université de *Pise*, ont pu lui procurer des connoissances particulières en ce genre. C'est donc avec justice qu'il se plaint que, tandis que les plus grands médecins *Sydenham*, *Boerhaave*, &c. mesurent le danger de la petite-vérole, sur le plus grand nombre des pustules varioliques, on lui fasse un crime de la bénignité de la petite-vérole qu'il communique, ainsi que du petit nombre de boutons dont ses inoculations sont presque toujours suivies, & qu'on ait enrichi la langue, à cette occasion, d'une multitude d'expressions inusitées pour qualifier la matière variolique qu'il emploie, & persuader au public qu'elle est *affoiblie*, *appauvrie*, *ancienne*, *usée*, *vieillie*, *éventée*, *émoussée*, *détériorée*, *bâtarde*, *altérée*, *façonnée*, *dénaturée*, *énervée*, *épuisée*, *macérée*, *préparée*, *lavée*, *séchée*, *marinée*, *bouillie*, *rôtie*, &c. incapable enfin de garantir de la petite-vérole naturelle.

La méthode d'inoculer de M. *Tronchin*, lorsqu'il substitua les vésicatoires aux incisions, fut exposée à-peu-près aux mêmes reproches. Ces bruits sont tombés depuis le départ de M. *Tronchin* pour

Genève. Je n'ai pas oui dire que M. *Gatti* se prépare à retourner à *Pise*.

On seroit, sans doute surpris de voir un étranger, qui ne parle notre langue que depuis trois ans, écrire si purement en françois, si l'auteur ne nous apprenoit qu'il a cru devoir emprunter le secours d'un ami. L'on sera moins surpris encore, quand on sçaura que cet ami c'est M. l'abbé *Morellet*, connu pour l'un de nos plus ingénieux & plus élégans écrivains.

XVI. *Dissertation neutre sur l'inoculation de la petite-vérole*, portant au titre *Amsterdam*, 1764, & se trouve à *Paris*.

Cette dissertation ne contient rien de nouveau, si ce n'est, peut-être, quelques observations sur la propagation des maladies contagieuses, & quelques anecdotes sur la peste de *Marseille*.

L'auteur anonyme grossit le nombre de ceux qui ont écrit sur cette matière sans être suffisamment instruits. Il suppose gratuitement que tous ceux qui ont écrit en faveur de l'inoculation, admettent un germe inné de la petite-vérole. Les avantages de l'insertion ne dépendent nullement de l'existence de ce prétendue germe : opinion également combattue par les adversaires & par les partisans de cette opération, & récomment par M. *Robert* de la faculté de *Paris*, & par M. *Gatti*.

Il paroît ignorer l'expérience faite, & plusieurs fois répétée, tant en Angleterre qu'en France, que la matière qui s'écoule des incisions des inoculés, même dans ceux qui n'ont point de boutons, communique, par insertion, à d'autres sujets une petite-vérole sous la forme ordinaire. Il confond ces éruptions, appellées, par le vulgaire petite-vérole volante, avec la vraie petite-vérole. S'il eût seulement lu le petit traité intitulé *la vérolette* imprimé à *Paris* en 1759 (a), ou la lettre de M. *Hosty* insérée dans le mercure de France, janvier 1759, 1 volume, il ne diroit pas que ce n'est que depuis qu'il est question d'inoculation qu'on distingue ces deux maladies.

Son titre de dissertation neutre séroit assez bien rempli, s'il ne paroissoit donner une créance aveugle à des bruits reconnus faux, & attribuer à l'inoculation des accidens qui lui sont entièrement étrangers. Je n'en citerai qu'un entre plusieurs. L'auteur dit, pag. 51, qu'un médecin, très-galant homme, voulut persuader à une mere, dont la fille étoit

______

(a) Par feu M. *Hené*, médecin de la faculté de *Paris*.

morte

morte de la petite-vérole artificielle, qu'il falloit, pour le bien de l'humanité, dire que sa fille avoit été inoculée imprudemment & dans une circonstance fâcheuse. Si l'anonyme avoit lu les écrits publiés à ce sujet (a), il sauroit qu'avant la mort de l'inoculée, il étoit public qu'elle avoit une supression depuis six mois, & que M. *Hosti*, qui ne connoissoit point la malade, avoit dès-lors mal auguré du succès de l'opération. Il est donc très-vrai qu'il y avoit eu de l'imprudence, de quelque part qu'elle vînt, d'avoir soumis cette jeune personne à l'inoculation, dans une telle circonstance. Au reste, quand on ne pourroit disculper la petite-vérole artificielle de cet accident, ce seroit le seul à *Paris* qu'on lui pût imputer ; tandis qu'il est notoire qu'elle y a conservé les jours de trois à quatre cent personnes, dont plus de quarante auroient péri de la petite-vérole naturelle; sans parler de celles que cette maladie eût mutilées ou défigurées; ce qui ne fait que confirmer la proportion établie par les listes de dix-sept ans de l'hôpital de *Londres*, qui prouvent qu'il ne meurt pas un inoculé sur trois cent.

L'auteur de la dissertation finit par convenir des avantages de la petite-vérole

(a) *Mém. de l'Acad.* 1758, p. 454. *Merc.* mars 1760, p. 169.

M

artificielle, même en admettant comme vrais tous les accidens dont on la charge; & cela suffit pour décider en faveur de l'inoculation tous ceux qui n'ont pas le loisir d'étudier la matière plus à fond. Un tel aveu paroît arraché par la force de la vérité, quand il part d'un auteur qui semble adopter, avec complaisance & sans examen ni discussion, des faits dont la fausseté discutée contradictoirement a été juridiquement prouvée.

XVI. *Recherches sur quelques points d'histoire de la médecine, qui peuvent avoir rapport à l'arrêt de la grand'-chambre du parlement de Paris concernant l'inoculation, & qui paroissent favorables à la tolérance de cette opération, à Liège (& se trouve à Paris chez Cailleau) 1764, in-12, 2 vol.*

C'est ici la production d'un médecin de la faculté de *Paris*, qui ne se nomme point ; & c'est l'ouvrage le plus étendu que nous ayons en françois sur l'inoculation : mais il s'en faut beaucoup que cette matière seule remplisse les deux volumes.

L'auteur paroît avoir lu beaucoup de livres de médecine. Je suis tenté de croire qu'il n'a songé que depuis peu de tems à faire cet ouvrage sur l'inoculation, & que les circonstances l'ont déterminé. Il aura pensé qu'il pouvoit lier la plus grande partie des extraits de ses lectures sous un titre commun, & il y a réussi. Il distingue les médecins en un grand nombre de classes, ou de sectes, suivant les diverses écoles & les divers systêmes : médecins *empyriques*, *théoriques*, *méthodiques*, *naturistes*, *expectans*, *ecclectiques*, &c. Il fait voir que chacune de ces sectes, conséquemment à ses principes, doit adopter l'inoculation, ou du moins la tolérer..... L'auteur paroît faire assez peu de cas de la théorie, ... Je n'ai pas son livre sous la main, l'ayant prêté ; ce qui fait que je ne vous en parlerai pas plus au long, quoique je l'aie lu en entier. Je me borne à vous dire qu'il est écrit avec feu, & à ce qu'il semble du premier jet ; que l'auteur paroît vivement affecté de quelque objet qui l'intéresse personnellement, ce qui l'engage à de fréquentes digressions étrangères à son sujet ; qu'on trouve dans son ouvrage des répétitions, des négligences & des incorrections de style, des obscurités, & des mots qui ne sont pas françois. Malgré tout cela, il se fait lire avec plaisir & intérêt de ceux même qui ne sont pas médecins. Il y a des vues nouvelles. Son dernier chapitre sur-tout m'a beaucoup plu. Les journaux n'ont point

encore parlé de ce livre, que pour l'annoncer. J'aprens qu'on l'attribue à M. *Bordeu*,
docteur-régent de la Faculté de *Paris*.

XVII. Dois-je vous parler de la brochure intitulée *Observations critiques sur
la Lettre de M. Gatti à M. Roux?* avec
une Lettre à Jérôme Carré. Amst. 63 pag.
in-12, sans nom d'auteur ni d'imprimeur.

Il manque douze pages à l'exemplaire
qui m'est venu ; je ne sais d'où : ce qui le
rend un peu moins défectueux, à la vérité, que s'il étoit complet. Je n'y ai vu
qu'un amas confus de matériaux infor-
mes, mal cousus & mal mis en œuvre
(*non benè junctarùm discordia semina re-
rum*) entremêlés de plaisanteries amères,
de malignes interprétations & d'invectives, de digressions vagues & de phrases
inintelligibles. Voici un échantillon de
l'élégance & de la clarté du stile de l'auteur. Page 7, après avoir dit que son *utilité* (de l'inoculation) *augmentée en
elle-même par* la certitude de l'opération,
deviendra d'une *utilité* immense, *par* la
généralité dont elle sera susceptible. Il ajoute, *Mais c'est cela qui peut être regardé
comme un accident* (l'auteur entend un
malheur) *par beaucoup de médecins ; par
ce que, si ce que M. Gatti dit est vrai* (en

soi-même), RIEN N'EST MOINS EXACT, PUISQUE C'EST LE CONTRAIRE DANS LE FAIT. Autre exemple, page 39 : *Pour empêcher qu'on prenne* (en françois *qu'on ne prenne*) *aucun prétexte POUR m'attaquer moi-même*, & *sur-tout aucun de ceux qui seroient assez plausibles, POUR QU'ON pût en revêtir ABSOLUMENT les reproches DÉCHARNÉS qu'on auroit à me faire*, &c.

L'anonyme invite M. *Gatti*, ou ses amis, à lui répondre, *quoiqu'il ne soit peut-être qu'un frater, par des raisonnemens ayant toutes les dimensions philosophiques*. Il les menace de leur jetter tout grossièrment au nez leur corbeille de fleurs dans laquelle ils lui présenteroient un aspic, &c. Le P. *Bouhours* a défini le *phébus* & le *galimatias* : on ne connoissoit pas de son temps l'*amsigouri*.

La lettre à *Jérôme Carré*, en 14 pages, où le docteur *Candide* est tourné en ridicule, est surement d'une autre main que celle qui la précède, quoique les deux fassent partie de la même brochure. L'auteur, quel qu'il soit, de cette dernière, s'est proposé de prendre le ton de l'auteur de l'*Optimisme*. Ceux qui viennent de lire le roman ingénieux & bouffon de *Candide*, ou qui le savent par cœur, qui possèdent à fond la généalogie & les alliances de *Guillaume Vadé*, pourroient goûter la plaisanterie de la lettre à son cousin *Jérôme Carré*, s'il étoit bien sûr que l'auteur anonyme de la précédente lettre n'eût pas mis la main à celle-ci.

XVIII. *Tentámen juvenile de variolarum extirpatione quærendâ primùm, illique subnectendâ variolarum insitione.* Thèse de médecine soutenue à *Montpellier* par *J. B. Richard*, étudiant en médecine, le 27 août 1764. in-4°. 24 pages.

Des quatre problêmes que renferme cette thèse, le dernier seulement concerne l'inoculation. Le jeune auteur, pour présenter ce calice d'amertume aux anciens professeurs de *Montpellier*, qui ne pensent pas tous comme M. *de Sauvages*, use ici du même artifice à peu près, que celui qui frotte de miel les bords du vase qu'il a rempli d'une médecine amère, destinée pour un enfant, & qui se garde bien de l'annoncer comme un remède. Le soutenant s'abstient, en débutant, de proférer le mot d'inoculation : il y substitue un terme plus doux, celui d'insertion ; encore ce mot d'insertion ne vient-il qu'à la suite d'un autre qui n'a rien de suspect, & qui lui sert d'introducteur. Après avoir présenté dans son troisième problême, l'extirpation de la petite-vérole comme possible, & proposé pour y parvenir, des moyens dont il'nsuffisance est palpable, il met en question dans le quatrième problème, *si à la méthode d'extirpation de la petite vérole, on ne pourroit pas sous-adjoindre son insertion* (a). Enfin, élevant la voix, l'auteur ose conclure pag. 21, 1°. que *non-seulement le sentiment des partisans de la petite-vérole artificielle, mais les attaques mêmes de ses adversaires modérés prouvent les avantages de l'inoculation, que par conséquent elle doit être excitée par des encouragemens décens.* 2°. Qu'en admettant même les reproches que lui font ses adversaires les plus intolérans, elle devroit encore être tolérée, sauf à remettre au temps & à l'expérience à déterminer plus précisément jusqu'à quel point s'étend son utilité. Cette conclusion me paroît sage & prudente, & telle que si l'on retranchoit du nombre des voix une douzaine de suffrages, je ne doute pas que le reste de la faculté de *Paris* n'adhérât unanimement à la conclusion de la thèse de *Montpellier.*

XIX. *Lettre à M.* Belletête, *doyen de la faculté de médecine à Paris, par M. Ra-*zoux, *docteur en médecine de l'université de*

____

(a) Pag. 17. *An variolarum extirpationi subnectenda sit illarum insitio.*

Montpellier, &c. *sur les inoculations faites à Nîmes.* in 4°. 34 pages.

M. *Razoux* médecin de l'hôpital de l'hôtel-dieu de *Nîmes*, correspondant de l'académie des sciences, auteur de tables nosologiques présentées à cette compagnie & approuvées par elle, ayant appris que la faculté de médecine de *Paris* avoit demandé à celle de *Montpellier* des informations sur les inoculations pratiquées à *Nîmes*, où M. *Razoux* exerce la médecine depuis vingt-deux ans, & a constamment suivi les progrès de l'inoculation depuis qu'elle fut introduite en cette ville, l'année 1757, a cru ne pouvoir mieux répondre aux intentions de la faculté de *Paris*, qu'en répondant à ses questions par un journal de toutes les inoculations faites dans la ville qu'il habite, Il adresse sa lettre à M. le doyen, & il pense *que l'intérêt public exige que de tous les endroits où l'on a pratiqué la méthode de la petite-vérole artificielle, on répondît cathégoriquement à ces questions..... J'aurois peut-être encore gardé le silence* (ajoute M. Razoux) *si je n'eusse été indigné des bruits qu'on semoit ici de tous côtés contre l'inoculation, & que des gens mal-intentionnés se faisoient un plaisir de répandre. J'ai donc cru en pareille circonstance qu'il n'étoit plus

permis de me taire ; & puisque personne
n'élevoit sa voix en faveur de la vérité, j'ai
pensé que ce seroit trahir ma conscience que
de ne pas parler moi-même, & de ne pas
m'efforcer de détruire par un simple narré
les imputations qui avoient même déjà percé
jusques dans la capitale.

M. *Razoux* remplit cet engagement, en donnant la liste de soixante-dix-huit inoculations faites à *Nîmes*, & des remarques (a), sur toutes celles qui ont offert quelques circonstances remarquables. Il finit par répondre aux cinq questions que M. *Verdelhan*, l'un des commissaires de la faculté, a faites à M. *Baux* confrère de M. *Razoux*, & doyen du collège de médecine de *Nîmes*.

Voici les réponses de M. *Razoux*, qui indiquent suffisamment les questions.

I. *L'inoculation est pratiquée ici (à Nîmes) depuis huit ans avec le plus heureux succès.*

II. *Personne n'est mort de l'inoculation ni de ses suites.*

III. *Aucun de ceux qui ont été bien*

____

(a) Ces remarques sont tirées de son journal d'observations, ou des mémoires que lui ont fourni M. *Baux*, *Deydier* & *Aubanel* ses confreres, les sieurs *Pignol* & *Pradel* chirurgiens, & les parens des malades.

& *duement inoculés* (a), *n'a contracté la petite-vérole naturelle.*

IV. *Nous n'avons point vu de pareils exemples (de maladies différentes introduites par l'inoculation avec la petite vérole). Il est vrai que jusqu'ici on a toujours eu soin d'inoculer avec de la matière prise de personnes bien saines.*

V. *S'il y a eu quelques accidens après l'inoculation, ils sont tous infiniment plus rares qu'après la petite-vérole naturelle, & beaucoup moins dangereux : on peut même presque toujours les attribuer à d'autres causes qu'à l'inoculation : j'en appelle aux faits contenus dans ce mémoire.*

Il seroit à souhaitter que l'exemple de M. *Razoux* fût suivi par les médecins de tous les lieux où l'inoculation s'est pratiquée, & qu'ils fissent eux-mêmes imprimer leurs réponses aux *questions* de la faculté de *Paris*, si elle ne juge pas à propos de les publier. M. *Baux* docteur de l'université d'*Aix*, aggrégé au collège de médecine de *Marseille*, a donné au public dès 1761 dans son *parallele des deux pe-*

(a) On voit par le détail des remarques, que M. *Razoux* par *bien & duement inoculés*, entend ceux en qui l'inoculation a produit son effet, c'est-à-dire, ou une petite-vérole sous la forme ordinaire, ou seulement quelques boutons au bord des incisions, accompagnés d'un écoulement variolique.

rites-véroles, la liste d'une vingtaine d'i-
noculations qu'il a conduites, & il en
promet une encore plus nombreuse. Mais
pourquoi n'avons-nous pas les détails des
inoculations de *Lyon*, dont les accidens
ont été si fort exagérés par M. *Raſt* quoiqu'il avoue qu'il n'en a vérifié aucun? C'eſt
parce qu'il faudroit révéler quelquefois les
indiſpoſitions particulières & ſecrettes de
quelques ſujets inoculés, l'imprudence de
leurs parens, les fautes des inoculateurs,
ſoit avant, ſoit après l'inoculation, &
parce qu'on n'aime point à ſe faire des
ennemis gratuitement. Cependant, ſi ſur
cent trente ou cent quarante inoculations
(quelques-uns en comptent un plus grand
nombre à *Lyon*) on peut citer une douzaine plus ou moins de dépôts, d'éréſipel-
les, d'inoculations ſans effet, ſuivies de
petite-véroles naturelles : en voilà plus
qu'il n'en faut pour élever des bruirs que
les échos répétent, & pour retarder les
progrès de la méthode.

J'ai reçu la nouvelle réfutation de M.
Raſt que vous m'envoyez de *Londres*. Je
ne vois pas que ſon auteur ajoute rien d'important aux obſervations de M. le chevalier de *Chaſtellux*, de M. *Roux*, de M.
David, &c.

Voilà, Monſieur, tout ce qui, depuis
l'arrêt du 10 Juin 1763, eſt venu à ma

connoissance d'écrits pour ou contre l'inoculation. La faculté va, dit-on, s'assembler pour donner enfin son avis. Je ne manquerai pas de vous en faire part.

Je ne serois pas en peine de l'événement, si tous ceux, dont on comptera les voix, avoient chacun leur avis ; mais il s'en faut beaucoup. En voici la preuve. La Faculté, en nommant, douze commissaires pour l'affaire de l'inoculation, invita tous ses autres membres à donner chacun leur avis par écrit. Voilà, certes, une belle occasion pour ceux qui en ont un : or, depuis un an, aucun docteur n'a satisfait à l'invitation. J'en conclus qu'ils n'ont point d'avis ; si ce n'est peut-être, celui-ci *Sinere mundum ire sicuti vult.* C'est, dit-on, une maxime fort sage. Mais, M. *Hosty*, direz-vous, avoit un avis, il y a huit ans : il le fit imprimer dans tous les journaux. Il est vrai ; mais il en a peut-être changé. Du moins son silence permet de le croire. Est-ce la faute de la Faculté, de prétendre cause d'ignorance d'un écrit si public ? Est-ce celle de son auteur, de ne pas le présenter à la Faculté quand il en est requis ? Je m'en rapporte à vous, monsieur. Le fait est que trois ou quatre docteurs font ici trembler tous leurs confrères. En seroit-il de même au bord de la *Tamise* ? J'ai peine à le croire.   Je suis, &c.

CINQUIEME LETTRE

DE M. DE LA CONDAMINE,

A MONSIEUR

LE DOCTEUR MATY,

SUR LES TROIS DERNIERES ASSEMBLÉES DE LA FACULTÉ DE MÉDECINE, &c.

Paris 15 Septembre 1764.

IL me reste à vous rendre compte, monsieur, de ce qui s'est passé dans les dernières assemblées de notre faculté de médecine : je me hâte de vous en faire part, avant votre départ de *Londres.* Vous serez bientôt à portée d'être mieux instruit que moi ; puisque vous venez à *Paris*, d'où je suis près de m'éloigner pour deux mois ; j'espère pourtant avoir le plaisir de vous y embrasser.

Le 29 août dernier, M. *de l'Epine*, l'ancien des douze Commissaires nommés pour instruire l'affaire de l'inoculation, lut, tant en son nom qu'en celui de cinq autres commissaires, messieurs *Astruc*, *Bouvart*, *Th. Baron*, *Verdelhan* & *Macquart*, un mémoire dont la lecture dura deux heures & demie, & dans lequel il peignit à loisir l'inoculation comme une pratique dangereuse. Il tenta même de la rendre odieuse, en renouvellant un soupçon dont l'idée n'a pas fait honneur au feu docteur *Cantwel* (a), & qui supposeroit qu'il est moins sûr de confier sa vie à son médecin qu'à son apothicaire. Il termina, son mémoire, en observant que les témoignages pour & contre cette méthode, ne lui paroissoient pas assez décisifs, pour que la faculté pût rendre un décret irrévocable ; d'où il conclut peu conséquemment, qu'*il falloit absolument la rejetter comme nuisible.*

Le 5 septembre, dans une assemblée de quatre-vingt-dix docteurs, M. *Antoine Petit*, mon confrère, dans l'académie des sciences, fit en son nom & en celui de messieurs *Cochu*, *Geoffroi*, *Lorry*, *Thierry* & *Maloet* pareillement commissaires, la lecture d'un mémoire en faveur de l'inoculation. Après en avoir exposé tous les avantages, & refuté les objections de ses adversaires, on fut surpris de

(a) Tableau de la petite-vérole, dernier chapitre, pag. 232.

le voir borner fa conclufion à ce qu'elle fût
tolérée hors de l'enceinte des grandes villes,
jufqu'à ce que de nouvelles expériences euffent démontré qu'elle eft auffi avantageufe
en ce péïs-ci qu'elle l'eft dans tous ceux où
elle eft admife. J'avoue que je ne conçois
pas bien, qu'on puiffe tout à la fois foutenir qu'une pratique eft utile, falutaire,
avantageufe au bien de l'état, & conclure feulement à la tolérance de cette
pratique. Si l'inoculation eft un mal, elle
ne doit pas être même tolérée ; fi c'eft un
bien, ce n'eft pas affez de la permettre :
elle doit être autorifée, encouragée, pro-
tégée. J'en appelle à la confcience de
ceux qui fe font bornés à conclure à la tolérance, par la crainte mal fondée, à mon
avis, de ne pouvoir obtenir rien de plus.

Après la lecture de ce mémoire, M.
de l'Epine, chef des commiffaires oppofés
à l'inoculation, propofa de remettre la
délibération fur le fond de l'affaire, à une
autre affemblée, après qu'il auroit fait la
lecture des notes, auxquelles il avoit ren-
voyé dans fon mémoire, & qu'il lui falloit
quinze jours pour achever. Les premiers
opinans lui accordèrent fa demande ;
quoiqu'on pût trouver extraordinaire que
les notes ne fuffent pas prêtes le 11 fep-
tembre, vû que l'affemblée du 29 août

dans laquelle il avoit lu son rapport, n'avoit été tenue qu'à sa requisition. Un ant'-inoculiste plus ardent que lui, s'il est possible, qui ne doutoit pas que dans la première chaleur des opinions, l'inoculation ne fût proscrite, & qui craignoit la réplique de M. *Petit* aux notes de M. de *l'Epine*, soutint que la lecture des notes étoit superflue, & qu'il falloit aller aux voix sur le champ. Cet avis l'emporta; mais par un événement difficile à prévoir, il résulta de cette délibération un décret à la pluralité de cinquante-deux voix contre vingt-six pour la tolérance de l'inoculation. M. *Macquart* l'un des commissaires, ancien défenseur de cette méthode (a), que la complaisance avoit entraîné dans le parti des opposans, revint à l'avis du plus grand nombre. Treize docteur réfusèrent de voter, jusqu'à ce qu'ils fussent mieux instruits. Il faut trois assemblées & trois délibérations de la faculté pour confirmer un décret. La seconde assemblée fut indiquée pour le mardi 11 septembre.

Celle-ci fut fort tumultueuse. M. de *l'Epine* commença par se plaindre, que la compagnie eût été convoquée si prompt-

(a) Voyez *Mémoire de l'académie des sciences*, année 1758, p. 447.

tement

tement : il prétendit qu'on devoit absolument écouter la lecture de ses notes,
& conclut à annuller la délibération précédente. On alla aux voix. La délibération ne fut pas annulée ; mais il fut convenu qu'on entendroit M. de *l'Epine* ; qu'il
seroit permis à M. *Petit*, & à tous les autres
docteurs de discuter les faits allégués. Le
jour de la prochaine assemblée n'est pas
encore indiqué.

Tel est, monsieur, l'état présent des
affaires de l'inoculation à *Paris* ; car, du
reste, elle s'étend en Europe, & même
en France. M. *Tronchin* est appellé à la
cour de *Parme*, pour inoculer les Infans :
que n'y a-t-il été appellé quatre ans plutôt ! M. *Hosty* prépare madame la comtesse de *Gisors* : M. *Gatti* va faire un voyage en Franche-comté, dont vous en-
tendrez sûrement parler. C'est un agréable métier que celui d'inoculateur : du
moins l'est-il beaucoup plus que celui
d'inoculiste, dont le hazard a fait mon
partage. Tant que j'ai prêché dans le dé-
sert, comme pendant l'année qui suivit
la lecture de mon premier mémoire à
l'académie des sciences, en 1754, j'ai
reçu quelques complimens sur mon zèle ;
mais depuis qu'il a fait des prosélytes,
& que les fruits de la petite-vérole arti-

ficielle se sont multipliés, je n'ai plus recueilli que des désagrémens & des ridicules, ainsi que milady *Wortley-Montague*
me l'avoit prédit. J'ai passé pour fanati-
que & pour enthousiaste : si je fais un
voyage en Italie, c'est pour demander
une bulle au pape en faveur de l'inoculation ; si je vais à *Londres*, c'est pour faire
provision de nouveaux argumens. Il est
vrai que j'en ai rapporté le meilleur de
tous : les listes des morts de votre hôpital, où les deux petites-véroles sont
traitées, & la comparaison des deux
listes (*a*).

Tous les petits dégoûts, dont je viens
de vous parler, ne sont que des roses pour
un apôtre de l'inoculation. Il y a quatre
ans qu'un médecin, que je n'ai jamais vu,
dans un écrit qu'il publia sous le nom
d'un enfant, pour se venger de quelques
plaisanteries, qui ne regardoient ni sa
personne ni ses mœurs, m'a traité d'homme qui renouvelloit dans sa patrie l'une
des sept plaies d'Egypte, en infectant *Versailles*, & *Paris* d'animaux nuisibles (*a*).

(*a*) Voyez *Gaz. de France*, 2 décembre 1763,
article de *Londres*.

(*a*) Je ne sçais ce que c'est, & je ne connois
pas même de vue cette espèce de rats, qui depuis
une vingtaine d'années se sont, dit-on, multi-

d'homme qui n'ayant pu réussir à se faire un
nom, par un poison qu'il vouloit mettre à
mode, s'étoit retourné du côté de l'inoculation. Ce ne sont encore là que des gen-
tillesses : il me donnoit les épithétes d'homme de mauvaise foi, d'imposteur, de ca-
lomniateur, &c. Je proteste que je n'ai jamais lu sa brochure : j'aurois été tenté d'y
répondre, & cela ne se peut avec de l'en-
cre. Je n'en parle que sur le rapport d'au-
trui. Vous vous étonnerez, monsieur,
qu'un pareil ouvrage ait été débité publiquement à *Paris*, sous les yeux de
la police ; mais le magistrat qui préside
à la librairie ne peut tout voir par ses
yeux. Il nomme des censeurs auxquels il
est forcé de s'en rapporter ; & c'est un des
plus graves docteurs de la faculté qui étoit
chargé d'approuver ce libelle où j'étois
insulté. Cet écrit couroit la ville & les
provinces, & son auteur se plaignoit amè-
ment que celui du *Mercure de France*,
eût reçu défense de le réimprimer dans
son journal. J'étois alors en route pour
me rendre aux eaux de *Balaruc*, & sans
les plaintes de l'auteur, j'ignorerois encore cette défense, & que je la dois aux bon-

pliés à *Versailles* & ailleurs, & que quelque mauvais plaisant a dit venir de la rivière des *Ama-
zones*.

tés de M. le duc de *Choiseul*, qui me l'avoit même laissé ignorer. Quant à l'approbateur, j'ai, sans doute, encouru sa dis grace pour avoir écrit (*a*), sans le nommer, que je ne pouvois croire qu'à la veille de l'inoculation de Mgr. le duc de *Chartres* & de *Mademoiselle*, il eût répandu dans le public une brochure peu digne de sa réputation, & qui paroissoit n'avoir d'autre but que d'effrayer ceux qui prenoient le plus tendre intérêt à des vies si précieuses : voilà, monsieur, les inconvéniens auxquels s'expose l'inoculiste.

Quant à l'inoculateur, quelle prodigieuse différence entre son rôle & celui d'un médecin appellé pour remédier à des maux dont il ignore la source ; pour réparer le dérangement d'une machine, dont il ne connoît pas les ressorts ! Incertain de l'effet du remède qu'il a prescrit, il n'entre chez son malade qu'en tremblant : plus il y prend d'intérêt, plus il est dévoré d'inquiétudes. Toujours environné d'objets lugubres, il essuie l'humeur d'un homme souffrant, les reproches & les injustices de ceux qui l'entourent : sa réputation est sans cesse compromise. L'inoculateur, au contraire, marche d'un pas

(*a*) *Mercure de* France, 1760, avril, 1 vol. page 175.

assuré dans un chemin semé de fleurs:
il connoît l'ennemi qu'il combat, il est
sûr d'en triompher: il entre avec confiance; sa présence n'inspire que la joie:
il assure la vie d'un enfant cheri; il pré-
serve les charmes d'une beauté naissante,
d'un danger quelquefois aussi redouté que
la mort: il est toujours accablé de remer-
cimens, & d'offres de service, & quelquefois de témoignages de reconnoissance.
Je reviens aux nouvelles de la faculté.

Quelques esprits critiques trouvent une
apparence de contradiction entre les résul-
tats de ses deux dernières délibérations;
& voici leur argument. Dans l'assemblée
du 5, cinquante-deux docteurs se tiennent suffisamment instruits pour se passer
de la lecture des notes de M. de l'*Epine*, &
pour délibérer sur le fond: dans celle du
11 ils semblent avouer qu'il manque quelque chose à leur instruction, puisqu'ils
demandent d'entendre ces mêmes notes.
Donc, dit-on, les deux délibérations se con-
tredisent. Pour moi je suis fort éloigné d'en
porter ce jugement: Au contraire, je les
trouve très sages & très-faciles à concilier.

Il y a dans nos tribunaux deux manières d'instruire les procès. Quand l'affaire n'est pas trop compliquée & que la
mémoire des juges peut l'embrasser d'une

vue générale, elle se juge à l'audience, après avoir entendu les plaidoyers des avocats des deux parties adverses; mais quand la décision dépend de l'examen & de la vérification d'un grand nombre de pièces, l'affaire est ce qu'on appelle appointée : on nomme un rapporteur; les pièces sont mises sur le bureau; chacun des juges a la liberté de les examiner; tout est approfondi, discuté; les avis sont donnés avec connoissance de cause : on compte les voix; & le procès est jugé. Dans les deux assemblées du 29 août, & du 5 septembre, MM. de *l'E-pine & Petit* ont fait les fonctions d'avocats : leurs mémoires étoient des plaidoyers contre, & en faveur de l'inoculation. Après les avoir entendus, on a reconnu clairement, qu'en donnant aux objections des opposans tout le poids qu'elles peuvent avoir; c'est-à-dire en admettant provisionellement, comme vrai, tout ce qui n'est pas visiblement faux; il reste néanmoins prouvé, que l'inoculation sauve un grand nombre de vies, que la petite-vérole naturelle n'eût pas épargnées; & cela, quelque rabais qu'on fasse aux calculs de ses partisans : c'est de quoi leurs adversaires mêmes, du moins ceux qui ne ferment pas les yeux à l'évidence, sont forcés de convenir.

Ceci posé, la lecture des deux mémoires étoit plus que suffisante, pour décider sur le champ la question, quant à la tolérance. On a senti qu'il seroit injuste, tyrannique, & contre le droit naturel, d'ôter à chaque particulier la liberté d'user, *pour conserver sa vie*, d'un moyen presqu'infaillible, approuvé d'un très-grand nombre de médecins du premier ordre, éprouvé sous leurs yeux & sous leur direction, sur les têtes les plus augustes ; tandis qu'on permet à des danseurs de corde, à des voltigeurs, à des faiseurs d'équilibre & de sauts périlleux, d'exposer *habituellement* leurs jours, au risque le plus évident, le tout *pour gagner un peu plus d'argent* qu'ils ne seroient par un métier moins dangereux. Cette considération seule suffisoit pour décider d'une première vue, comme en un jugement d'audience, la question préliminaire de la tolérance, en *déboutant*, une fois pour toutes, de leur prétention révoltante, le petit nombre d'intolérans, qui, par opiniâtreté, par prévention, ou par des motifs particuliers, se refusent à tout examen. Je dis le petit nombre, parce que bien qu'on ait compté vingt-six voix pour l'intolérance, il n'y avoit peut-être pas dans ce nombre un tiers de voix

primitives, & que toutes les autres pouvoient passer pour *dérivées*. Un ancien médecin a tant de moyens pour captiver le
suffrage de ses disciples, que c'est peu
présumer de son crédit que de supposer
qu'il n'ait que deux voix à sa disposition.

On ne peut donc nier que la Faculté
n'ait pris un parti fort sage, de commencer par simplifier la question, en délibé-
rant aux deux tiers des voix (ce qui
suffit pour faire un pape), que l'inoculation ne doit pas être proscrite : décision importante, ne fût-ce que pour fermer la bouche aux clameurs indécentes
des intolérans,

Mais cette question décidée, il en reste
plusieurs autres à résoudre. Quelles sont
les mesures les plus propres à concilier
& la liberté naturelle, & le droit qu'a
chaque particulier de veiller à sa propre
conservation, avec la sûreté publique ?
Y a-t-il plus ou moins de précautions à
prendre, quant au danger de la contagion, contre la petite-vérole artificielle,
que contre la petite-vérole fortuite ; &
celles qu'on prend communément contre cette dernière sont-elles suffisantes ?
Pour tolérer l'inoculation, il a suffi de
voir qu'elle n'étoit pas pernicieuse, &
d'entrevoir qu'elle pouvoit être utile :

mais ne seroit-elle pas assez avantageuse,
pour la conseiller, l'encourager, la protéger, &c? Cet examen reste à faire, &
mérite toute l'attention de la faculté.
Toutes ces questions, dont l'éclaircissement ne paroît pas difficile, puisqu'il
suffit de consulter l'expérience, ont été
si fort embrouillées par les assertions contradictoires des deux partis opposés,
que ceux qui n'ont pas fait une étude
particulière des écrits publiés de part &
d'autre, doivent être embarassés à se décider. La plupart n'ont eu ni le loisir, ni
la commodité de se procurer les ouvrages où cette matière est discutée ; & de
les lire avec attention. Ceux qui pour
s'instruire ont attendu le rapport des commissaires, & c'est sans contredit le plus
grand nombre (a), ne peuvent se déterminer sur la lecture simple de deux avis
si différens : plusieurs même n'ont pu se
trouver aux assemblées. Il n'est donc pas
étonnant qu'on ait demandé d'entendre
la lecture des notes des deux commissaires. On étoit assez instruit pour juger sur
le champ, & prévotalement, pour ainsi
dire, la question de l'intolérance ; & on
ne l'étoit pas pour prononcer, sans un

(a) Voyez *la seconde Lettre*, pag.

mûr examen, sur les questions ultérieures.
Il n'y a donc point de contradiction entre
les deux délibérations : toutes deux ten-
dent au bien de la chose ; l'une en sim-
plifiant la question sur ce qui ne souffre
pas de difficulté ; l'autre en remettant à
un plus ample informé, ce qui demande
une discussion plus approfondie.

Il y a plus : pour qu'il ne manque rien à
l'instruction, tant de ceux qui ont entendu
lecture des deux rapports, que de ceux
dont les affaires les ont empêché d'assister
aux deux assemblées, il ne suffit pas qu'ils
entendent lire les notes des deux commissaires ; il faut qu'ils aient sous les yeux &
les deux rapports & leurs notes respecti-
ves, & les piéces citées, & surtout les
réponses faites par les universités étrangères aux questions qui leur auront été
proposées.

Ces questions solemnellement annon-
cées, n'ont-elles été faites au nom de la Faculté, que pour les ensevelir avec leurs réponses ? Il est du devoir de chacun de ses
membres de ne rien négliger pour former
son avis avec pleine connoissance de cause. Leur honneur, leur conscience, l'intérêt de l'Etat, l'amour de la patrie, le bien
de l'humanité, tout exige qu'ils ne s'en
rapportent qu'à leurs propres lumières.

Jusques-là tous ceux qui jouiſſent du droit de ſuffrage, ne ſeront pas ſuffiſamment inſtruits ; & tant qu'ils ne le ſeront pas, on ſera fondé à croire que la pluralité des voix ſuppoſée, n'eſt que l'avis d'un petit nombre répété par les échos ; & non l'avis de la faculté.

On ſçaura donc quelles ſont les informations faites par la faculté de *Paris*, dans quelles ſources elles ont été puiſées, & quel eſt leur réſultat.

La communication de toutes les piéces néceſſaires à l'inſtruction du procès, ſera requiſe par tous ceux qui deſireront s'inſtruire à fond. Elle ſera pleine & entière. De quel droit, & par qui leur ſeroit-elle refuſée ? Ce refus, s'il étoit poſſible à ſuppoſer, laiſſeroit-il quelque doute ſur ſes motifs ?

En commençant ma dernière lettre, je croyois avoir à vous parler d'une nouvelle édition qui m'intéreſſoit ; mais ce projet me paroît abandonné. M. *Gaullard* ſe propoſoit de faire réimprimer ſes lettres & les miennes éparſes dans les mercures de France de 1759 & 1760, ſur la maladie d'un enfant inoculé par M. *Tronchin*, & qu'on diſoit avoir eu depuis une ſeconde petite-vérole. Il n'a pas été permis à M. G. de diſpoſer de mon ouvrage

ſans mon aveu : mais j'ai donné mon conſentement à cette réimpreſſion , & même
à celle de ſa quatrième lettre , ſoi-diſant
apologétique , publiée ſous le nom de ſon
fils ; vrai libèlle , dont j'étois en droit de
demander juſtice. J'ai ſeulement mis une
condition à mon conſentement ; c'eſt que
la collection des piéces du procès ſeroit
complette , & ſurtout qu'on n'oublieroit
pas le *poſt ſcriptum* de ma ſeconde lettre à
M. *Bernoulli*, dans laquelle je déclarois
que je ne voulois point répondre au libèlle : que même je ne le lirois point , & les
raiſons que j'avois d'en uſer ainſi. Je n'ai
plus entendu parler de ce projet d'édition.

A cette occaſion , j'avois prié un de
mes amis de lire pour moi la lettre du fils
de M. *Gaullard*, & de me dire s'il y avoit
parmi les injures quelque choſe qui méri-
tât une réponſe. Mon ami me dit qu'il n'a-
voit trouvé que deux articles qui puſſent
faire quelque impreſſion ſur les lecteurs ;
que l'un concernoit le certificat que M. G.
continuoit à m'accuſer d'avoir mendié du
chirurgien qui avoit traité l'enfant ; que
l'autre abſolument étranger à la diſpute ,
mais qu'il m'importoit d'éclaircir , regar-
doit le prétendu bref en faveur de l'inoculation : que M. G. ſoutenoit toujours que
je l'avois ſollicité vivement à *Rome*, en

ajoutant qu'il avoit appris ce fait de la bouche de M. le nonce *Gualtieri* qui le tenoit de M. le cardinal *Valenti*, ministre du feu pape *Benoît XIV*. Je n'ai pas plus sollicité le bref que le certificat : je ne trouverai probablement point d'occasion plus convenable que celle-ci, pour anéantir ces deux fausletés : trouvez bon que j'en profite.

Quant au témoignage du chirurgien, je croyois avoir épuisé la matière dans mes lettres de 1759 (a). Si deux mois après le fait, le chirurgien, à la réquisition de M. Gaullard, a donné deux certificats qui s'accordent mal avec celui qu'il m'avoit donné dix jours après la maladie, & qu'il confirma depuis par sa déclaration aux quatre docteurs qui l'ont interrogé ; à qui faut-il s'en prendre ? J'ai cependant prié l'ami, dont je viens de vous parler, de voir l'auteur des certificats, & de tâcher de tirer de lui quelque éclaircissement sur ses variations. Il est convenu qu'il ne m'avoit jamais vu qu'une fois, & que je lui avois demandé purement & simplement une attestation du fait. En effet, je le trouvai prêt à se mettre à table, & ne lui parlai qu'un moment. Ce ne fut que deux ou trois jours après, qu'il remit au do-

(a) *Mercure de France*, juin, septembre, octobre 1759.

mestique, que j'envoyai chez lui son certificat, que j'ai déposé à l'académie des sciences, & par lequel il attestoit que la petite-vérole, dont il avoit traité le petit de la *Tour*, étoit une petite-vérole volante. Je n'ai donc point mendié ce certificat, dans lequel il est aisé de reconnoître le stile de l'auteur. M. G. en pourroit-il dire autant des deux qu'il a produits ? Quant aux deux différens noms que le chirurgien avoit donnés à la même maladie, il prétendit qu'il avoit pu la nommer tantôt, *petite-vérole volante*, & tantôt, *vraie petite-vérole*, puisque, ajouta-t-il, *la petite-vérole volante est une petite-vérole véritable*. C'est aussi le sentiment de M. Gaullard ; & voilà son avis muni d'une autorité d'un grand poids.

Il importe peu d'ajouter que le chirurgien finit par dire à mon ami, qui lui demandoit son avis, qu'il seroit fort bien de faire inoculer son neveu. Le nom du chirurgien est *Labat* : il demeure grande rue du faubourg Saint-Antoine : Peut-être n'est-il pas content de moi ; mais je ne puis croire qu'il nie rien de ce que je viens d'exposer.

Pour ce qui regarde ma sollicitation d'un bref à *Rome*, il eût été plus facile d'éclaircir le fait, si M. G. n'eût pas attendu le départ de M. le *Nonce*, pour déclarer que c'étoit à ce prélat même qu'il avoit entendu dire que je m'étois donné des mouvemens pour l'impétration d'un bref. Quoiqu'il en soit, j'ai de quoi mettre la vérité dans tout son jour : j'ai déjà dit ailleurs qu'une personne qui m'honore de son amitié, (& pourquoi ne vous dirois-je pas que c'est M. le comte de *Maillebois?*) me voyant prêt à partir pour l'Italie, au cœur de l'hyver, encore souffrant d'un rhumatisme gouteux, me dit, pour me dissuader de faire ce voya-ge, qu'il alloit dire à tous le monde que j'allois solliciter une bulle en faveur de l'inoculation. Cette plaisanterie se répandit à *Paris*, & même à *Rome*, & fut prise sérieusement par bien des gens. J'ai lieu de croire, qu'on en parla sur ce ton à M. le cardinal *Valenti* premier ministre, à qui M. le duc de *Choiseul*, alors ambassa-deur du Roi à *Rome*, me fit l'honneur de me présenter. J'eus celui d'offrir à son Eminence le mémoire que j'avois lu sur l'inoculation, à l'académie des scien-ces, l'année précédente, & qu'on ve-noit de réimprimer à *Avignon*. Peu de jours après je partis pour *Naples*, où je passai trois semaines. A mon retour à *Rome*, la première fois que j'allai faire ma cour à M. le cardinal *Valenti*, fon Eminence, après quelques complimens polis fur mon mémoire, qu'il me dit avoir lu, me remit en mains propres une de- mie douzaine d'exemplaires de la traduc- tion italienne, qu'il en avoit fait faire par un de fes fecrétaires : il ajouta qu'il croyoit la méthode de l'infertion fort avantageufe, & que fi l'on n'attendoit, pour l'intro- duire en France, que l'approbation du Saint-Siége, la chofe ne fouffriroit pas de difficulté. Je ne répondis que par une profonde inclination. Je n'avois aucune miffion pour accepter cette offre, & j'au- rois crains, en l'acceptant, de multiplier les obftacles, bien loin de les applanir. J'ai pour témoins, de ce que j'avance, toute la famille domeftique de M. le car- dinal *Valenti*, que je n'ai jamais vu que dans fon lit, dont il ne fortoit plus (*a*), & à l'heure de fon diner, entouré de tous les gens de fa maifon, qui n'ont pu per- dre un feul mot de ce que j'ai pu dire à fon Eminence, ni de ce qu'il m'a ré- pondu..... Mais il y a plus. Je viens de confulter le journal de mon voyage, & j'y lis que le famedi, 28 Juin 1755 au matin, on me dit, en rentrant de la ville,

____

(*a*) Il étoit refté paralitique d'une attaque d'appoplexie.

que M. l'ambaſſadeur m'avoit envoyé chercher pour me mener chez M. le cardinal *Valenti*, qui m'avoit fait demander; & que le 30 ſon excellence m'ordonna de l'accompagner chez ce miniſtre, circonſtance, qui toute importante qu'elle eſt, m'étoit, je l'avoue, échapée de la mémoire. Je n'ai donc plus d'autres garans à citer. M. le duc de *Choiſeul* étoit préſent à ce qui s'eſt paſſé ce jour-là même; il a ſûrement encore mieux entendu que moi, l'offre que me fit M. le cardinal *Valenti*, en me remettant les exemplaires de mon mémoire. M. le duc de *Choiſeul* fut témoin oculaire de la démonſtration reſpectueuſe, qui fut mon unique réponſe à l'offre de ſon éminence. Il ne peut reſter le moindre doute, je dis même à M. G. ſur la fidélité du récit que je viens de faire. Il n'eſt donc pas vrai que j'aie ſollicité un bref en faveur de l'inoculation.

Comment donc ſe peut-il que M. G. ait oui dire, à Mſr. *Gualtieri*, qu'il tenoit de la bouche même du feu cardinal *Valenti* que j'avois ſollicité ce bref? Il faut néceſſairement qu'il y ait ici du faux, de quelque part qu'il vienne; & ne ſerois-je pas en droit de livrer ici M. G. à la diſcretion des lecteurs, en les laiſſant juger, ſur lequel

P

des trois, ou du docteur, ou des deux
Eminences, doit plutôt tomber le soupçon inévitable que l'un d'eux a manqué
de respect à la vérité? Je vous avoue
ingénuement, monsieur, que j'ai été un
peu tenté de laisser donner la préférence
à M. G. mais la tentation n'a duré qu'un
moment, & ne pouvant me rendre vraisemblable, à moi-même, que M. G.
soutînt obstinément un fait dont il con-
noîtroit la fausseté, je me reprocherois
de taire des circonstances, qui peuvent
écarter d'odieux soupçons.

L'hommage que je rendis au cardinal
ministre, à mon arrivée à *Roma*, en lui
présentant mon mémoire sur l'inoculation, put le disposer à croire que je venois en effet dans l'intention que le bruit
public me supposoit; & jusqu'au moment
où je ne répondis, à l'offre obligeante
qu'il me fit, que par un signe de respect,
il put n'être pas désabusé. Il est très-pos-
sible que dans cet intervalle, de plus d'un
mois, jusqu'à mon retour de *Naples*, son
éminence, qui venoit de donner ses ordres pour la traduction de mon mémoire,
se fût expliquée en présence de M^r. *Gualtieri*, prêt à partir alors pour sa noncia-
ture de France, comme supposant, qu'un
bref favorable à la méthode dont j'avois

fait l'apologie, faifoit l'objet de mon ambition. Il ne feroit pas étonnant, en ce cas, que M. le nonce eût apporté cette prévention en France, & même l'eût confervée, l'objet n'étant pas affez intéreffant pour l'avoir occupé depuis. Dans cette fuppofition, tout le refte peut s'expliquer.

J'OUBLIOIS, monfieur, de vous faire part d'une nouvelle curieufe. Sur la fin du mois dernier, peu de jours avant la féparation de l'académie, un étranger de bonne mine fut introduit dans une de nos affemblées. J'appris que c'étoit le fils de M. le comte *Roncalli Parolino*, ancien médecin de *Brefcia*, l'auteur, comme vous fçavez, de deux differtations en feuilles volantes, contre la petite-vérole inoculée, qui parurent en 1759, & dont divers journaux ont rendu compte (*a*). Les affaires de M. le comte *Roncalli* l'ont fans doute empêché d'exécuter le projet qu'il avoit formé de venir fe jetter aux pieds de S. M. T. C. pour la conjurer d'étouffer l'hydre renaiffante de l'inoculation. Je ne fçais s'il a chargé M. fon fils de cette commiffion; mais j'ai vu, dans un programme que celui-ci a préfenté à l'académie des

(*a*) Voyez *Journal étranger*, janvier, août 1760, *Merc. de France*, mars 1760 pag. 151, &c. *Journ. Encycl.* fept. 1759. p. 111.

fciences, au fujet de la réformation de la pharmacie d'Italie ; que propofe M. fon père, qu'un des motifs du voyage du fils à *Paris* eft de témoigner à meffieurs du parlement, quand il en pourra trouver l'occafion, toute la reconnoiffance dont M. le comte *Roncalli* eft pénétré, au fujet de l'arrêt provifoire du 10 juin 1763, qu'il regarde comme l'éclair avant-coureur de la foudre, dont il juge que l'inoculation eft menacée. Un autre objet de la miffion du fils eft de faire des remercîmens à l'académie des fciences, de l'accueil qu'elle a fait aux deux écrits de fon père fur cette matière (*a*). La difperfion de l'académie pendant le tems des vacances ne m'a pas permis de m'informer plus particulièrement des démarches du fils de M. le comte de *Roncalli*, qui d'ailleurs paroît avoir tout ce qui peut prévenir en faveur d'un étranger.

Les deux grands griefs de M. *Roncalli* contre l'inoculation, font l'un, qu'elle n'eft pas approuvée par M. *Zanettini* médecin de Sa Sainteté, l'autre que la fa-

____

(*a*) Le célèbre P. *Bofcovich*, aujourd'hui profeffeur de mathématique à *Pife*, étoit préfent à *Paris* en 1759 à la féance académique, où l'on fit le rapport d'un des écrits de M. *Roncalli*, & peut lui en rendre compte.

culté de *Montpellier* ne l'a jamais enſei-
gnée. Quant au premier grief, il ſe pourroit bien que M. *Zanettini* n'eût pas encore changé d'avis ; mais ſi M. *Roncalli*
n'attend pour ſe rendre, que l'aveu de la
faculté de *Montpellier* ; qu'il apprenne
combien de membres diſtingués de cet
illuſtre corps ont fait l'apologie de l'inoculation (a) : M. *Boyer* dès 1717, M. *Bu-*
tini en 1752, M. *Tiſſot* en 1754, M. *Bor-*
deu tout récemment dans ſes *Recherches*,
l'auteur de la thèſe du 28 août dernier,
celui d'une autre, ſoutenue en 1763,
Mrs. de *Sauvages*, *Vénel*, *le Roi*, *Barthès*
profeſſeurs actuels, &c. Je me flatte que
les ſcrupules de M. le comte *Roncalli* cè-
deront à des ſuffrages d'un auſſi grand
poids, & je ne déſeſpère pas qu'ils n'en-
traînent celui de M. *Zanettini*.

J'ÉTOIS tenté, monſieur, de terminer
cette lettre par l'expoſition d'un petit
nombre de vérités inconteſtables qu'on
peut regarder comme autant de principes
en matière d'inoculation, puiſque c'eſt le
réſultat d'un nombre infini d'expériences

(a) Thèſe de M. *Boyer* 1717, mém. de l'a-
cadémie des ſciences 1758 pag. 443. Traité de M.
Butini, *Paris* 1752, chez *Hériſſant*. Inoculation
juſtifiée de M. *Tiſſot*, *Lauzane* 1754. Recherches
ſur quelques points &c. *Paris*, 1764, *Cailleau*.

& d'observations, & d'y joindre une table de mortalité de la petite-vérole dans toutes les suppositions possibles sur le nombre des exemts, des malades & des morts de cette maladie. La seule inspection de cette table prouve l'incompatibilité de deux propositions familières aux ant'-inoculistes; sçavoir, que la petite-vérole est moins générale d'une part, & moins dangereuse de l'autre, que les inoculistes ne le supposent. On en tire évidemment plusieurs autres conséquences curieuses; comme par exemple, qu'on ne peut supposer la mortalité moyenne de la petite-vérole moindre que d'un sur sept ou d'un sur huit, sans tomber dans des erreurs de fait démenties par toutes les observations. Tout cela ne vous apprendroit rien de nouveau; mais cela me meneroit trop loin quant à présent, & pourra trouver sa place ailleurs.

Je crois, monsieur, que j'ai suffisamment prouvé dans ma précédente lettre, comme je l'avois promis, que les auteurs des ouvrages contre l'inoculation, dont j'ai donné l'extrait, ignorent, ou feignent d'ignorer les fondemens de cette pratique; je veux dire, l'histoire des faits, les conséquences qu'on en tire nécessairement, l'argument victorieux pris de la né-

ceffité de faire un choix entre deux rif-
ques, dont l'un eft inévitable (a), & les
réponfes péremptoires faites il y a quarante ans, à des objections qu'ils renouvellent, avec plus de confiance que ceux qui
les ont propofées pour la première fois.
Mais vous ne fçavez pas encore jufqu'où
nos docteurs les plus graves pouffent le
dédain de s'inftruire en matière d'inoculation. Jugez-en par le trait fuivant.

L'un de nos plus grands médecins,
celui qui paffe, & je crois à jufte titre,
pour le plus fçavant; cet homme univer-
fel, qui trouve le temps de vifiter fes malades & de voir fes connoiffances, de
conférer avec fes confrères & de répondre par écrit à des confultations éloignées,
de cultiver les lettres & de donner des
leçons publiques, de publier des ouvrages de longue haleine, en latin, en françois, bien écrits & remplis de la plus vafte
érudition ; cet homme qui lit depuis plus
de foixante ans, & qui n'a rien oublié de
ce qu'il a lu, difoit au mois de juillet 1763
à fes écoliers *ex cathedrâ*, que pour inoculer on fe fervoit pour l'ordinaire, d'un
inftrument à reffort qui faifoit à la peau
huit ou dix mouchetures à la fois; &,

_____

(a) Voyez *feconde lettre*, pag. 65 & 66.

qu'enfuite on les frottoit avec du coton imprégné de pus varioleux. Un de fes auditeurs lui repréfenta par écrit qu'il avoit été mal informé de ce fait : il répondit qu'il l'avoit oui dire ainfi. Je n'infifte pas fur ce qu'il peut fe vanter d'être le feul dans le monde qui jamais ait oui dire pareille chofe : je le crois fur fa parole. Mais, comment un profeffeur royal, dans une leçon publique, donne-t-il d'après un oui dire notoirement faux, & dont cinq cens témoins oculaires pouvoient le défabufer, une fauffe defcription d'une opération bien décrite par lui même, tom. IV, pag. 188. N'avoit-il pas vu, lorfqu'il parloit ainfi, la niéce de M. l'archevêque de *Narbonne*, inoculée par M. *Hofty* ? N'avoit-il pas pu reconnoître les traces que laiffent les incifions ? A cela je ne vois point de réponfe.

Le profeffeur, me dira-t-on, n'a pas prétendu parler férieufement. J'ai déjà prévenu cette réplique, Elle pourroit être admife, s'il s'agiffoit de ces propos légers, fi ordinnires dans nos converfations ; mais en chaire, devant de jeunes difciples, qui prennent pour un oracle tout ce qui fort de la bouche de leur maître ; devant des étrangers, à peine initiés dans notre langue, qui peuvent d'autant moins diſtinguer une ironie qu'ils ne la ſoupçonnent pas ; un profeſſeur royal peut-il ſe permettre de jetter, *par une ſuppoſition fauſſe*, du ridicule ſur une opé-ration qui ſeule a plus conſervé de vies que toutes les autres enſemble ?

Mais du moins ce profeſſeur royal par-le-t-il ſérieuſement dans ſes ouvrages im-primés. Le plus récent eſt ſon *Traité des maladies des femmes* en quatre volumes, qui paroît depuis 1761. Là, dans un ca-talogue immenſe des auteurs qui ont écrit ſur cette matiere, il a l'art d'enchaſſer une digreſſion ſur l'inoculation, dans laquelle il paroît n'avoir eu d'autre but que de décréditer, après quarante ans de ſuccès, une pratique dont il avoit bien augu-ré(a), trente-deux ans avant qu'elle eût fait ſes preuves ſous nos yeux. Mais voyons comment il l'attaque. Les citations de l'auteur, très-exactes quant à la page, en ſont plus propres à faire illuſion. De cent lecteurs, un ſeul peut être a la commo-dité, la volonté, le loiſir de vérifier une citation ; & de dix qui feront les premiers pas, neuf ſe contenteront de collationner le chiffre de la page, & de jetter les yeux ſur le texte cité, ſans le lire avec attention.

(a) Voyez *Lett. de M. de La Coſte à M. Do-DARD, premier medecin. Recueil de pièces,* &c. page 167.

Je préfume qu'il y a peu de médecins en Europe qui n'aient lu le livre dont je parle : il a donc eu plus de mille lecteurs ; & peut-être fuis-je le premier qui fe foit apperçu que les textes concernant l'inoculation, auxquels l'auteur renvoie, difent ordinairement le contraire de ce qu'il leur fait dire : en voici la preuve.

CITATION.	TEXTE CITÉ.
Traité des maladies des femmes, tome IV, page 292.	*Relat. de M. Jurin. Recueil de pièces &c. pag.* 98 (a).
M. *Jurin*, zélé partifan de l'inoculation, convenoit lui-même que cela (le nombre des morts parmi les inoculés) alloit de *deux à trois fur cent*, & on l'accufe d'en avoir exténué le nombre. *Recueil déjà cité*, pp. 98. 132, 133 & 50.	Le nombre des morts *foupçonnés enlevés par l'inoculation* n'eft que de neuf ; enforte que, fi cette opération eft réellement la caufe de leur mort, on ne devroit eftimer le danger d'en mourir que comme neuf fur quatre cent cinquante deux, ou un fur cinquante,

(a) Ce recueil, fi fouvent cité dans les écrits fur l'inoculation, n'eft pas une fimple compilation, mais un choix bien fait de pièces originales accompagné de notes, de raifonnemmens & de réflexions judicieufes. Il eft de M. *Montucla* de l'académie de Pruffe, avantagement connu dans la république des lettres, fur-tout par fon *Hiftoire des mathématiques*. Voyez *Mém. de l'acad. des Sciences*, 1758, page 456.

M. *Jurin* remarque enfuite (page 109 & fuivantes) que de ces neuf morts, les inoculateurs en retranchent huit, qu'ils prétendent qu'on ne doit pas attribuer à l'inoculation (*& avec un jufte fondement, au moins à l'égard de quelques-uns.*) Il rapporte leurs raifons avec impartialité, & laiffe le jugement à porter au lecteur.

On voit donc que ce n'eft qu'en fuppofant fauffement que les neuf morts font l'effet de l'inoculation, que le rifque feroit d'un fur cinquante ; mais qu'il eft très-faux que M. *Jurin* convienne quelle nombre des morts *aille de deux à trois fur cent,* puifqu'en ne faifant aucune déduction, il n'eft que de neuf, fur quatre cent cinquante deux : ce qui ne fait que deux fur cent & plutôt moins que plus.

Quant aux deux autres citations, qui renvoyent aux pages 132, 133 & 50 du recueil des pièces fur l'inoculation, voici ce qu'on lit aux endroits indiqués, page 132, lig. 18. *M. Scheuzer, dans fa relation, nous apprend qu'il y eut* 121 *perfonnes qui eurent la petite-vérole artificielle en* 1728, *dont trois moururent. C'eft ici le cas le plus défavorable de l'inoculation ; mais il remarque que de ces trois fujets, il y en avoit un qui n'avoit que huit* mois, l'autre que onze, & l'autre qu'un an & demi. Tous ceux qui étoient d'un âge plus avancé, quelques-uns même qui avoient paſſé trente & quarante ans, s'en tirerent heureuſement ; & il eſt probable que ces enfans n'y auroient pas ſuccombé, ſans quelques accidens étrangers ; car l'un mourut ſubitement le 27e jour de l'inoculation, ayant eu d'ailleurs une petite-vérole très-bénigne, &c. On ſçait, par M. *Jurin*, même qu'il réſulte des perquiſitions ſoigneuſes (a), qu'il avoit faites, qu'il meurt près des deux cinquiémes des enfans au berceau, des convulſions, des vers, des tranchées, des dents, &c. : or, l'inoculation ne peut les préſerver de ces maladies : on eſt donc très-fondé à croire qu'au moins quelqu'un des enfans inoculés en eſt mort. Cependant M. *Jurin*, ſans faire aucune déduction pour les enfans morts au berceau, ni pour les ſujets infirmes & mal choiſis, ni pour aucun accident, fait une ſomme de tous ceux qui, depuis 1721, juſqu'en 1728, avoient ſubi l'opération, & conclud que 17 perſonnes ſur 845, peuvent être ſoupçonnées d'en avoir été les victimes, ce qui fait à peine un ſur cinquante. Eſt-ce là convenir, comme notre auteur le prétend,

(a) *Recueil des piéces*, &c. pag. 56.

que le nombre des morts alloit de deux
à trois sur cent ?

Enfin, à la page 50, du même recueil,
on trouve d'abord l'extrait d'une lettre
de M. *Mather*, écrite de *Bôston* dans
la Nouvelle-Angleterre, qui porte que
de 300 personnes inoculées (en 1721), il
en étoit mort cinq ou six; mais probablement d'autres maladies & accidens, & sur-
tout pour avoir pris l'infection par la
voie ordinaire de la respiration, avant
que d'avoir pu la recevoir artificielle-
ment. M. *Jurin* ajoute ce qui suit : *Afin*
d'éviter la contestation, nous admettons
que de ces trois cens personnes, il en est réel-
lement mort trois, des suites de l'inoculation;
quoique M. Mather dise que la mort doit
être imputée à d'autres causes. On détermi-
nera donc par-là le hazard de mourir de l'i-
noculation à celui d'en réchaper comme d'un
à soixante, &c. M. *Jurin* n'est donc jamais convenu, comme le suppose l'auteur, que le risque de mourir de l'inoculation fut de deux à trois sur cent; &
quand il veut bien le supposer dans le
cas présent, d'un sur soixante, c'est comme
il le dit très-expressément, pour éviter les
contestations. Tout ce qu'on peut en
conclure, c'est, qu'il avoue qu'on court
risque de perdre un inoculé sur cinquante,

si l'on prend indistinctement & dans un temps d'épidémie, toutes sortes de sujets, & même des enfans de trois mois.

CITATION.	TEXTE CITÉ.
Traité des maladies des femmes, tome IV, note première, page 293.	*Recueil de pièces concernant l'inoculation*, &c. page &c.
M. *Kirkpatrick* (*The analysis of inoculation London* 1754,) convient qu'on citoit six exemples d'inoculés qui avoient eu la petite vérole. Il en conteste trois, & *passe condamnation sur les trois autres. Voyez le recueil des pièces*, page 255.	Les ennemis de l'inoculation n'ont jamais cité que six faits, ont n'ont pu soutenir l'épreuve de la discussion. Trois de ces faits se sont trouvés d'indignes impostures (*le détail est dans une note*), & les trois autres laissent le lecteur sensé & informé des circonstances, dans

le doute si le malade a eu la petite vérole auparavant, ou si celle qui est survenue en est une.

Cela s'appelle-t-il passer condamnation sur les trois autres ? Je m'arrête quant aux citations ; mais voici deux autres assertions bien singulières, que le même auteur met dans la bouche des adversaires de l'inoculation, & qu'il paroit adopter avec complaisance.

Page 291, *Les inoculateurs disent, que*

des malades attaqués de la petite-vérole
ordinaire, il en meurt un *sur quatorze*, ou
sept sur cent. Pour avancer une pareille
proposition, il ne sufit pas de n'avoir
rien lu des écrits des partisans de l'inoculation (l'auteur en fait gloire); il faut
encore n'en parler que par ouï-dire, comme on a vu qu'il parloit de l'opération
même. Il faut de plus que ce soit sur la
parole de quelqu'un qui n'ait que des
idées confuses sur cette matière : je le
prouve. Jamais partisan de l'inoculation
n'a dit, *que des malades attaqués de la petite - vérole*, il n'en *meurt* communément qu'un *sur quatorze*, ou *sept sur cent*.
Jurin, le premier des auteurs classiques
en ce genre, & d'après lequel tous ceux
qui sont venus depuis ont parlé, *Jurin*,
en résumant ses calculs, sur la fin de sa
lettre à M. *Cotesworth* (a), pose pour résultat, 1°. *que de tous les enfans qui naiss-
sent, il en mourra tôt ou tard 1 sur 14 de
la petite-vérole*. Il faut que ces trois mots
1 sur 14, aient ici causé la bévue de
l'écolier, auquel notre docteur s'en est
rapporté; & qu'il ait cru lire *que des malades de la petite-vérole, il en mouroit 1 sur
14*. Cela ne seroit point arrivé, si son maître eût daigné remettre la lecture d'un seul

(a) *Recueil des pièces*, pag. 63.

des 129 auteurs dont il donne l'extrait dans son livre, pour se ménager le temps de lire la lettre de M. *Jurin*, qu'il cite, lettre qui contient les premiers élémens de la doctrine de l'inoculation. Immédiatement après le passage, qui a pu donner occasion à la méprise ; il auroit lu le second résultat des dénombrement de M. *Jurin* : savoir, *Que des personnes de tout âge, malades de la petite-vérole naturelle, il en mourra* 1 *sur* 5 *ou* 6, *ou bien* 2 *sur* 11. Ce résultat est celui des perquisitions faites en différens lieux par le docteur *Netletton*, sur 4626 malades de la petite-vérole (*a*). Un autre dénombrement, tiré d'une lettre de *Boston* écrite par M. *Mather*, donnoit plus de 1 sur 6 (*b*). Un troisième, fait en vingt autres endroits, sur 14559 personnes. *c*) donnoit 1 sur 6, ou 5 sur 31. Enfin, en y joignant de nouveaux dénombremens, parvenus depuis à M. *Jurin*, il trouve que de 17151 malades de la petite-vérole, il en étoit mort 2848 (*d*), ce qui approche beaucoup de 1 sur 6. Depuis M. *Jurin*, je ne connois que M. *Schultz*, medecin suédois, dont on ait des observations en grand sur cette matière, publiées

(*a*) *Recueil*, pag. 62. (*c*) Pag. 88.
(*b*) *Ibid*.   (*d*) Pag. 131.

en

en 1755 ; & leur réfultat eft conforme
à la première détermination de M. *Jurin*,
laquelle faifoit le rifque des varioleux de
1 fur 5. Enfin vos liftes de l'hôpital de
Londres, depuis dix-fept ans, font foi que
de fept mille & tant de malades de la petite-
vérole naturelle, il en eft mort le quart.

On a fait auffi quelques recherches à
Genève, où la petite-vérole n'eft pas dangereufe (a) ; & , par des informations
faites fous les yeux des magiftrats (b),
on a reconnû que, dans une épidémie ordinaire, de dix malades il en mouroit un.

C'eft en prenant un milieu entre les
différens dégrés de mortalité, non con-
jecturés, mais conftatés par des obfervations faites à *Londres*, à *Stokholm* & à *Genève*, que j'ai fupofé qu'à *Paris*, année
commune, de fept malades de la petite-
vérole il en mouroit un. Mais il ne s'agit
pas maintenant des fondemens de mon
opinion particulière ; il n'eft queftion que
de prouver que les partifans de l'inoculation n'ont jamais dit, comme le fupofe très-
gratuitement notre auteur, que des malades attaqués de la petite-vérole ordinaire.

(a) Voy. Traité de l'Inoculation par M. *Butini*,
docteur en médecine. *Paris*, 1752, chez *Herif-*
fant, pag. 53.

(b) Ibid. p. 46.

il en meurt 1 sur 14. Il s'agit toujours ici de l'année commune ; autrement il ne seroit pas possible de s'entendre. Or je puis assurer que de plus de soixante écrivains, tant inoculateurs qu'inoculistes, de tout péis, la plupart médecins, qui sont entrés dans quelque détail, & dont j'ai lu les ouvrages (*a*), je n'en ai pas rencontré un seul qui dise ce que notre docteur leur fait dire.

Au contraire, la plupart d'entre eux ont dit comme moi, que la mortalité commune de la petite-vérole étoit de 1 sur 7 malades, ou tout au moins de 1 sur

(*a*) Voici ceux que je me rapelle, à peu près dans l'ordre chronologique de leurs écrits: *Timoni, Pylarini, le Duc,* médecins grecs, docteurs en l'université de *Padoue* & de *Leyde* : en Angleterre *Jurin, Arbuthnott* ou *Maitland, Amyand, Scheuchzer, Nettleton, Whitaker, Mather, Madox* évêque de *Worcester, Ramby* ms. ; *Maty, Kirkpatrick, Burges* : en Hollande *Chais, Schwenke,* Mémoires de *Harlem,* Société des médecins & chirurgiens de *Rotterdam, Doëveren* : en Allemagne & en Suisse *Hoffman, Tissot, D. Bernoulli, Werloff* ms. ; *Roëderer, Tralles* : en Suede *Schultz* : à *Genève, Tronchin* ms., *Butini, Guyot* : en Italie *Peverini, Lunadei, Targioni, Pauli, Berzi, Pigorno, Gandini, Manetti* ; enfin en France *Boyer, la Coste, Noguez, Gelée, Macquart, Hosty, Morisot des Landes, Lavirotte, Vandermonde, Montucla, le Camus, Joachim, de Baux, Roux, David, Vernage, Robert, Gatti, Bordeu, Razoux,* &c.

8, C'est ce dernier rapport qu'adopte, dans son analyse de l'inoculation, M. *Daniel Bernoulli*, qui a beaucoup médité sur cette matière (*a*), & dont l'avis a d'autant plus de poids dans le cas présent, que M. *Bernoulli* réunit le titre de professeur en médecine à celui de géomètre profond....... *J'apprends que vous êtes peut-être en ce moment à Paris : je m'en réjouis ; mais ne pensez pas être quitte de ma lettre pour cela : j'espère que vous ne tarderez pas à me venir voir ; & je compte que vous me trouverez occupé à vous écrire.*

Non content de faire dire aux défenseurs de l'inoculation ce qu'ils n'ont jamais dit, notre docteur leur fait répondre par les ant'-inoculistes ce que ceux-ci n'ont jamais osé dire ; sçavoir, qu'année commune, il ne meurt pas un malade sur trente de la petite-vérole. *Le docteur Candide* se contente de dire un sur vingt, & j'ai prouvé que cette assertion, qu'il a retranchée dans sa seconde édition, le conduisoit à cette absurde conséquence (*b*), qu'il y auroit un tiers de plus de malades de la petite-vérole, qu'il n'y a d'hommes dans le monde (*c*). Notre professeur réfu-

18 Sep.

(*a*) Registre de l'acad. des Sciences. 1760.

(*b*) Voy. ci-dessus, pag. 121.

(*c*) M. *Jurin* a prouvé, par 42 ans d'observa-

chérit cependant fur le docteur *Candide*, en ne fuppofant la petite-vérole mortelle qu'à un malade fur trente ; & par conféquent, il fait le nombre des varioleux, non-feulement d'un tiers, comme le docteur *Candide* ; mais de la moitié plus grand que le nombre total des hommes.

Il dira fans doute, que les obfervations que je cite ne prouvent que pour *Londres*, & qu'il parle *des péis plus tempérés que l'Angleterre*, (je copie fes propres termes). Voilà le dernier retranchement du docteur. Mais ignoreroit-il que bien que *Londres* foit d'un dégré deux tiers plus feptentrional que *Paris*, il y fait moins froid qu'à *Paris*, & que la différence eft fi fenfible que les obfervations fuivies du thermomètre n'ont fervi qu'à confirmer une remarque faite longtemps avant l'invention de cet inftrument ? Le docteur croit-

tions, & les 25 années fuivantes ont confirmé, que le nombre de ceux qui mouroient de la petite-vérole, année commune, étoit la quatorzième partie du total des morts : d'où il a tiré la conféquence (*Recueil de Pièces*, &c., pag. 83) que, de tous les enfans qui naiffent, il en mouroit tôt ou tard de la petite-vérole, 1 fur 14. Donc, pour qu'il ne mourût qu'un malade varioleux fur 14, il faudroit que tous les hommes fans exception euffent cette maladie. Il eft donc abfurde de dire que, généralement parlant, il n'en meurt qu'un fur 20, & à plus forte raifon 1 fur 30. *Mém. de l'Ac. 1758, p. 474.*

il que le danger de la petite-vérole diminue régulièrement & constamment, à proportion que le climat est plus doux? Non, sans doute : il doit sçavoir que dans nos provinces méridionales, à *Bordeaux*, à *Montpellier*, qu'en Italie, à *Rome* (*a*) même, & sur la côte d'Afrique (*b*) les épidémies varioliques sont souvent plus funestes que dans le nord de la France. M. de *Sauvages*, professeur royal à *Montpellier*, consulté de la part de la faculté de *Paris*, mande à M. *Raulin*, qui, sans doute, en aura fait son rapport à sa compagnie, que la dernière épidémie, à *Montpellier*, avoit enlevé la moitié des enfans qu'elle avoit attaqués. D'un autre côté, la petite-vérole ne passe pas pour meurtrière en Hollande, où il fait plus froid qu'à *Paris*. Le docteur n'ignore pas qu'où les épidémies varioliques sont plus rares, elles sont plus meurtrières; & qu'aucune région fréquentée n'étant exemte de ce fléau, il se fait une sorte de compensation; telle, que les ravages de la petite-vérole sont à-peu-près les mê-

(*a*) J'ai déjà cité dans ces Lettres les épidémies de *Bordeaux* en 175 , & celle de *Rome* de 1754 à 1755.

(*b*) Voy. le certificat de l'Envoyé de Tripoli, *Recueil de Pièces* &c. page 138.

mes par tout péis. Enfin, M. *Bernoulli*, tant par diverses considérations sur les nécrologes de *Londres*, que par leur comparaison à ceux de plusieurs villes d'Allemagne, a trouvé qu'il falloit plutôt augmenter que diminuer le degré moyen de mortalité qui résultoit des listes mortuaires de *Londres*, & l'a porté d'un quatorzième à un treizième ; preuve évidente que les conséquences qu'on en peut tirer ne se bornent pas à l'Angleterre. Cependant je ne ferois pas usage des listes de *Londres*, si nous pouvions avoir celles des petites-véroles de *Paris*, & sur-tout celles de nos hôpitaux, qui sont les mystères d'*Eleusis.* Cet avantage est réservé pour nos neveux (*a*). En attendant, au lieu de juger de la mortalité de la petite-vérole, *année commune*, sur de pures conjectures, hasardées sur un petit nombre d'observations arbitraires, & dictées par la prévention ; il me paroît qu'on ne peut guères s'écarter de la

(*a*) Il y a plus de 120 ans qu'on distingue les diverses maladies sur les registres mortuaires de *Londres*, & qu'on a reconnu l'utilité de cet usage. Loin de le soupçonner en *France*, on y trouve beaucoup d'inconvéniens (*Mercure de France*, sept. 1760, page 193) ; mais n'en trouvoit-on pas à l'établissement de la poste intérieure de *Paris*, dont on reconnoît de plus en plus la commodité

vérité, en concluant de tout ce qui précède
que la petite-vérole n'épargne pas plus la
France que l'Angleterre & l'Allemagne, &
que par conséquent, elle y détruit la treizié-
me ou la quatorzième partie de l'humanité;
mais que l'on suppose, si l'on veut, quoique gratuitement, qu'en France ce n'en
soit que la quinzième ou seizième partie,
c'en est plus qu'il n'en faut pour faire sentir
l'évidente fausseté, le ridicule même
d'une supposition qui rendroit le nombre des malades de la petite-vérole, double de celui des individus de l'espèce
humaine.

Notre sçavant auteur continue de
rappeller, sommairement, mais avec
force, toutes les objections qu'on a faites contre l'inoculation ; sans faire la
plus légère mention des répliques qu'il
ne doit pas ignorer. Mais ce que vous
aurez peine à concevoir, c'est qu'il
garde pour la dernière, comme la plus
triomphante, celle que les ant'-inocu-
listes, forcés par l'évidence, ont abandonnée la première. Il leur fait dire encore, au risque d'en être désavoué, *que
la petite-vérole inoculée n'est pas de la
vraie petite-vérole (pag. 194) ; je ne change rien à ses termes : que le pus de cette
petite-vérole ne peut pas servir à une nou-*

velle inoculation : ce qui prouve que ce n'est pas une matière varioleuse, & qu'elle ne provient pas d'une vraie petite-vérole. Et c'est en 1761, à Paris, où l'on inoculoit depuis six ans (cette époque mérite d'être conservée), qu'un professeur royal en médecine, s'exprime de la sorte ! Sçavoit il le contraire ? On ne peut le présumer ; il auroit au moins insinué quelque doute sur la validité de l'objection qu'il détaille avec la plus grande complaisance. Nous voilà donc condamnés à croire qu'un très-grand médecin ignoroit, à Paris en 1761, ce que le peuple même sçavoit, que l'inoculation donne une vraie petite-vérole. Mais ce docteur ne l'ignore plus aujourd'hui, puisqu'il pense que l'infection variolique peut être communiquée par les inoculés, & que c'est sur ce fondement qu'il est d'avis que l'inoculation ne doit être ni permise ni tolérée. Je ferme son livre, de peur que ma lettre ne devienne une dissertation.

J'abuse de votre patience, mon cher monsieur, par de si longs détails sur une matière que vous possédez mieux que moi : mais elle intéresse le bien de l'humanité, & mon zèle à cet égard n'a pas besoin de solliciter votre indulgence. S'il me falloit

le juſtifier par des exemples, je commen-
cerois par citer le vôtre. Vous vous êtes
inoculé vous-même, ſans en avoir beſoin
(a), & ſeulement pour rendre évidente
aux autres une vérité dont vous étiez déja
perſuadé. En cela vous avez plus travaillé
pour la France, que pour le péis que vous
habitez ; où vous n'aviez perſonne à convaincre que cette opération eſt ſans effet,
ſur ceux qui ont payé le tribut à la petite-
véroie.

Je crois avoir donné la preuve, que
la plupart de ceux qui parmi nous ont
combattu l'inoculation, laiſſent voir
dans leurs écrits, qu'ils ignorent ou feignent d'ignorer juſqu'aux faits qui ſervent
de baſe à cette pratique. Je n'en ſuis pas
ſurpris. Si l'on excepte un petit nombre
de gens, que la prévention ou des motifs
particuliers aveuglent ; cette méthode ne
peut avoir pour ennemis que ceux qui ne
ſont pas ſuffiſamment inſtruits. Comme
le préjugé ſeul leur fournit des armes, ce
ſont les plus ignorans qui l'attaquent avec
le plus de confiance. Je connois une vingtaine de perſonnes dont quelques-unes
même étoient fort prévenues contre l'i-
noculation, qui n'ont eu beſoin, pour ſe
déſabuſer, que d'en lire l'hiſtoire. Elles y

(a) *Journ. Brit.* nov. & déc. 1754, p. 424.

puiſoient d'elles - mêmes la réponſe à toutes les objections. J'en ai vu d'autres détournées du projet de s'inſtruire , par le grand nombre de livres qu'elles croyoient néceſſairespour ſe mettre bien au fait de la queſtion. La lecture d'une demi-douzaine d'ouvrages , tant pour que contre , eſt plus que ſuffiſante (a) : & ſi tous nos jeu-

(a) 1°. Les écrits en deux feuilles des médecins *Timoni* & *Pylarini* qui les premiers ont fait connoître l'inoculation en Europe. 2°. Ceux de M. *Jurin* , ſecrétaire de la ſociété royale. 3°. *The analyſis of inoculation*, par le docteur *Kirkpatrick*, *Londres* 1754. On trouvera les premiers traduits , & l'extrait de ce dernier , raſſemblés avec beaucoup d'autres pièces originales & importantes, ſuivies d'un catalogue raiſonné d'un grand nombre d'écrits pour & contre la petite-vérole artificielle, dans le recueil de M. *Montucla* en 1756, chez *Deſaint, Saillant* & *Vincent* , en un petit volume *in*-12. Ce livre ſeul pourroit abſolument ſuffire pour ſe mettre au fait de la méthode ; d'autant plus, que M. *Jurin* rend compte de tous les faits avec impartialité. Mais je conſeille d'y joindre le petit traité de M. *Butini*, *Paris* 1752 , chez *Hériſſant* ; l'*Eſſai apologétique* de M. *Chais* à *la Haye* 1754, qui ſe trouve à *Paris* chez *Briaſſon* ; ainſi que l'*inoculation juſtifiée* de M. *Tiſſot* , & ſa lettre à M. de *Haën* imprimée la même année à *Lauzanne*. Quant aux ouvrages lcontre l'inoculation , la diſſertation de M. *Cantwel* , les cinq queſtions de M. de *Haën*, réimprimées dans le même volume , & ſa *Réfutation de l'inoculation* chez *Delaguette* & *Briaſſon*,

nes médecins les avoient lus, & que chacun d'eux opinât par ses propres lumières, je ne douterois pas plus du vœu de la faculté de *Paris* à la pluralité des voix, que de celui du collége des médecins de *Londres.*

J'avois d'abord espéré que la lecture réfléchie, & la comparaison des notes des commissaires rapporteurs, qu'on promet enfin de rendre publiques, & que l'examen des réponses des médecins étrangers mises sous les yeux de tous les membres de la faculté, pourroient concilier, à l'inoculation, assez de suffrages pour que la pluralité des voix dans la faculté de médecine conclud à l'encourager & à la protéger. Mais les commissaires, qui la favorisent, ont molli

contiennent tout ce qu'on a dit de plus fort & de plus spécieux contre cette pratique. Je renvoie ceux qui desireront une instruction plus complette & voir les répliques aux objections à vos extraits du journal *Britannique,* malheureusement trop tôt fini, à ceux des journaux des *Sçavans, Etranger, Encyclopédique* & à l'*Année littéraire,* pour les années 1754 & suivantes. Qu'il me soit permis d'indiquer aussi mes deux mémoires réimprimés avec des augmentations dans le recueil de l'académie des sciences de 1754 & 1758, dont vous avez daigné traduire le premier, dans lequel j'ai donné l'histoire de l'inoculation, les réponses aux objections, &c.

dans les conclusions de leur rapport : ils ont consenti, comme la fausse mère, à voir mutiler l'enfant pour s'en assurer une moitié. Ils se sont bornés à demander la simple tolérance, hors de l'enceinte des villes, d'une pratique, qui suivant leurs principes, devroit être autorisée en tous lieux, sauf les précautions à prendre pour empêcher les abus. Obtiendront-ils plus qu'ils n'ont demandé ? D'un autre côté les intolérans n'ont pu se flatter sérieusement d'obtenir que le premier sénat du royaume, exempt de leurs préjugés, déféreroit à leur intolérable prétention. Ils ont dû sentir qu'il faudroit commencer par prohiber, sous des peines sevères, de se faire extirper un cor ou arracher une dent (puisqu'il y a des exemples de mort causées par ces opérations), & par conséquent banir, par arrêt, ceux qui exercent ces professions ; avant que d'ôter aux particuliers la liberté de convertir un très - grand danger de mort, dont ils sont menacés, en un risque incomparablement moindre ?

Les commissaires les plus opposés à la pratique de l'inoculation, ne pouvant espérer de la faire proscrire, & ses apologistes se bornant à demander qu'elle soit tolérée; il y a toute apparence que la pluralité des voix , dans notre faculté de médecine , sera pour la tolérance.

Les lumières supérieures de la faculté de théologie de *Paris* , & le grand nombres de décisions favorables à l'inoculation , de docteurs nationaux (*a*) , étrangers, catholiques & protestans, dont la doctrine est uniforme sur ce point , ne me permettent pas de douter que beaucoup de nos théologiens ne reconnoissent intérieurement les avantages de la petite-vérole artificielle , & conséquemment ne soient portés à la protéger ; mais je crains bien que ceux qui n'ont pas étudié la matière à fond , qui sont occupés d'autres objets d'étude, & dont le temps est rempli par leurs occupations, ne viennent à penser qu'en adhérant à l'avis de la tolérance, ils s'épargneront une longue discussion, & le temps qu'elle leur coûteroit ; au lieu qu'en prenant un parti également éloigné des deux extrêmes , ils peuvent se flatter de ne mécontenter qu'un petit nombre de personnes. Tout cela me fait craindre que , dans la faculté de théologie , comme dans celle de méde-

(*a*) Voyez le *résultat de la consultation en faveur de l'inoculation par neuf docteurs de Sorbonne en 1723. Lettre de M. de la Coste à M. Dodart, Recueil de pièces* , pag. 153.

cine, la pluralité des voix ne se tourne vers la tolérance de la pratique de l'insertion. Pourquoi n'est - il pas établi dans tous les corps, & même dans les tribunaux, d'exiger de tous les opinans, avant que de compter leurs voix, l'affirmation qu'ils opinent d'après leurs propres lumieres? c'est sans doute parce qu'on le suppose ainsi. Mais a-t-on toujours raison de le supposer? Je n'ose donc me flatter que l'avis des deux facultés soit d'accorder à l'inoculation rien au - delà de la simple tolérance. Il est vrai que ces deux avis n'étant que consultatifs, l'arrêt ne sera pas rendu sur la requête de la faculté, ni borné à faire droit sur les conclusions d'une requête. La question dans toute son étendue reste soumise à la décision du parlement; ce qui laisse encore quelque espérance, que le peuple, dont personne jusqu'ici n'a défendu la cause dans le cas présent, ne sera pas privé d'un avantage que les dispositions de l'arrêt provisoire semblent réserver pour les gens aisés; ce qui ne fait pas à beaucoup près la trentième partie de la nation : d'où je tire la conséquence affligeante, que si l'inoculation rendue praticable à tous les ordres des citoyens, peut sauver annuellement la vie à trente mille perſonnes dans le royaume, comme il eſt aiſé de s'en convaincre (*a*), bornée à la tolérance hors de l'enceinte des villes, à peine pourra-t-elle en conſerver mille.

Mais je porte mes eſpérances plus loin, en me tranſportant dans l'avenir. Si le paſſé peut en répondre, j'augure que la génération prochaine ſera témoin du triomphe complet de la petite-vérole artificielle en France, & que l'exemple de la France ſera ſuivi du reſte de l'Europe. Les contradicteurs paſſeront & l'inoculation reſtera. J'en ai pour garants les autres découvertes de la médecine moderne, ſur le mercure, la circulation du ſang, l'antimoine, & le quinquina, qui toutes ont éprouvé les mêmes contradictions. Ce n'eſt pas trop d'un ſiécle pour mûrir une vérité nouvelle.

Je vous attens, mon cher docteur ; j'eſpère avoir bientôt le plaiſir de vous embraſſer, & de vous redire, comme ſi vous ne le ſçaviez pas, combien je ſuis, &c.

(*a*) Réflexions ſur l'inoculation par M. *Bernoulli, Mercure de France*, juin 1760.

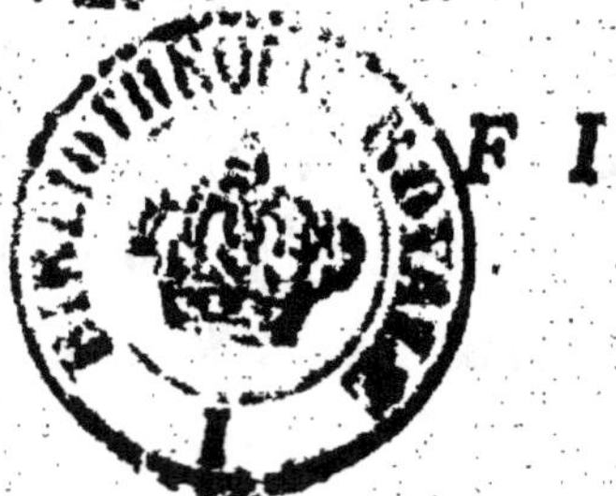

FIN.

ERRATA.

Pages.	Lignes.	Fautes.	Corrections.
77	21	soupçonne	suppose
120	7	Dorigny	& M. Dorigny l'a répeté depuis
142	10 & 11	pusles	pustules
162	derniere.	(a)	(b)
ibid.	3 de la note.	(a)	(b)
163	2 & 3	à mode	à la mode
185	23	peut être	peut-être

www.ingramcontent.com/pod-product-compliance
Lightning Source LLC
LaVergne TN
LVHW020525060726
842525LV00004B/1068